U0067699

旗 標 FLAG

好書能增進知識 提高學習效率 卓越的品質是旗標的信念與堅持

旗 標 FLAG

http://www.flag.com.tw

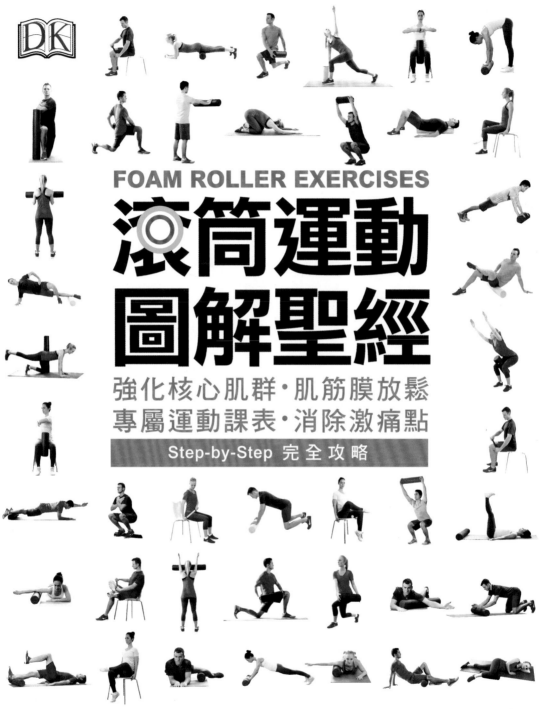

FOAM ROLLER EXERCISES

滾筒運動
圖解聖經

強化核心肌群・肌筋膜放鬆
專屬運動課表・消除激痛點

Step-by-Step 完全攻略

Sam Woodworth 著

謝靜玫 譯

旗標
FLAG

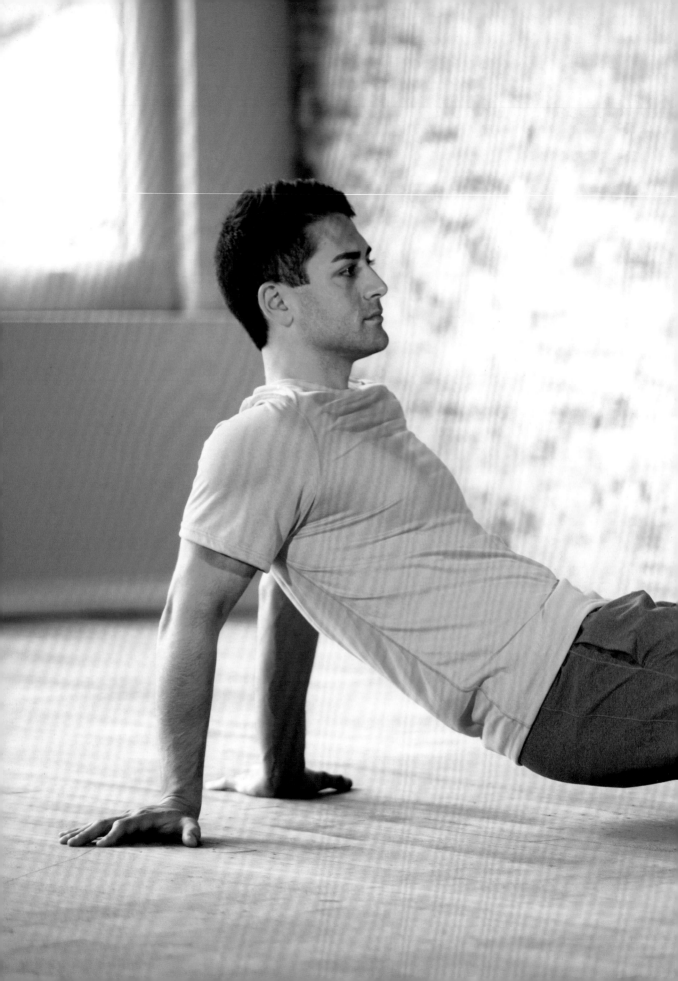

FOAM ROLLER EXERCISES

滾筒運動
圖解聖經

強化核心肌群・肌筋膜放鬆
專屬運動課表・消除激痛點

Step-by-Step 完全攻略

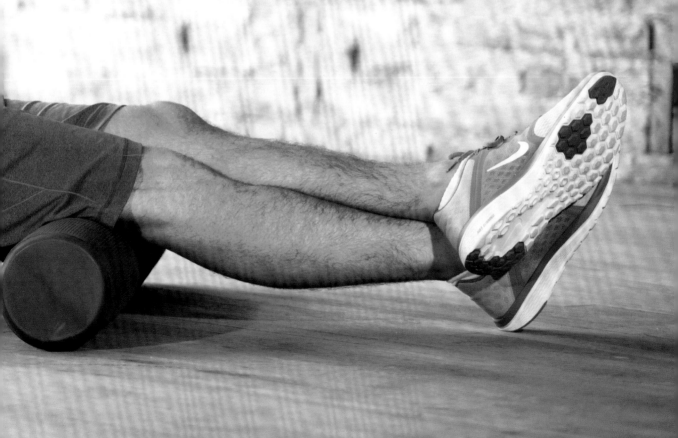

目錄

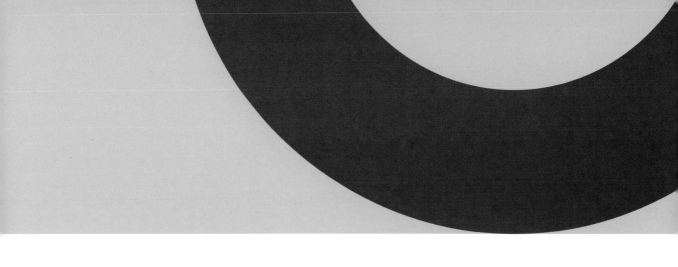

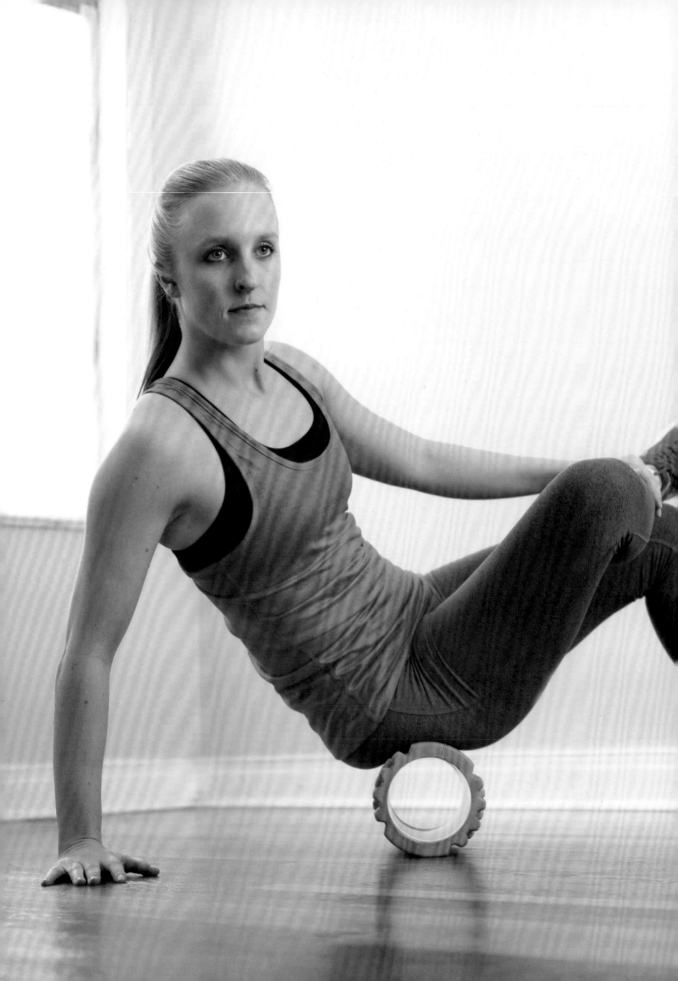

前言

把身體想像成一個容器，裝滿時就是精力飽滿的最佳狀態，這也是健康的身體原本就應該要保持的狀態。然而，大多數人的身體卻功能失調與緊繃。

由於日常的生活方式和習慣，致使身體的肌肉系統變得失衡且虛弱，就好像容器上有了破洞。如果你的平衡感很差、有疼痛毛病、活動度不佳以及肌肉緊繃等問題，都可以試試滾筒運動。

不管你的生活型態是動態還是靜態的，是動作敏捷還是不靈活的人，泡棉滾筒（foam roller，亦稱瑜伽滾筒或按摩滾筒）和其它運動道具能幫助你消除久坐或久站，或是長途跑步等所帶來的負面影響。使用滾筒能增進柔軟度，促進受傷後的復原，改善脊椎的排列，同時提高身體覺知的能力。

本書包含了 60 個逐步示範的運動，以及 26 個運動課表，告訴你如何運用可滾動的滾筒，去治療因職場或休閒活動帶給身體的副作用。

不要放任生活事物危害到自身的肌肉系統，利用這本書可讓身體恢復到最健康、最快樂、最柔軟靈活的狀態，補好身體容器的破洞，再度回到精力充沛的生活。

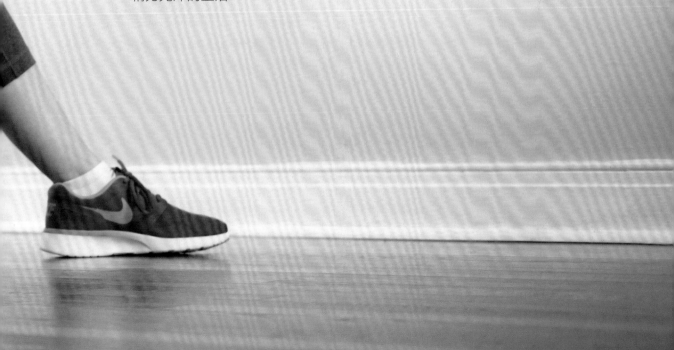

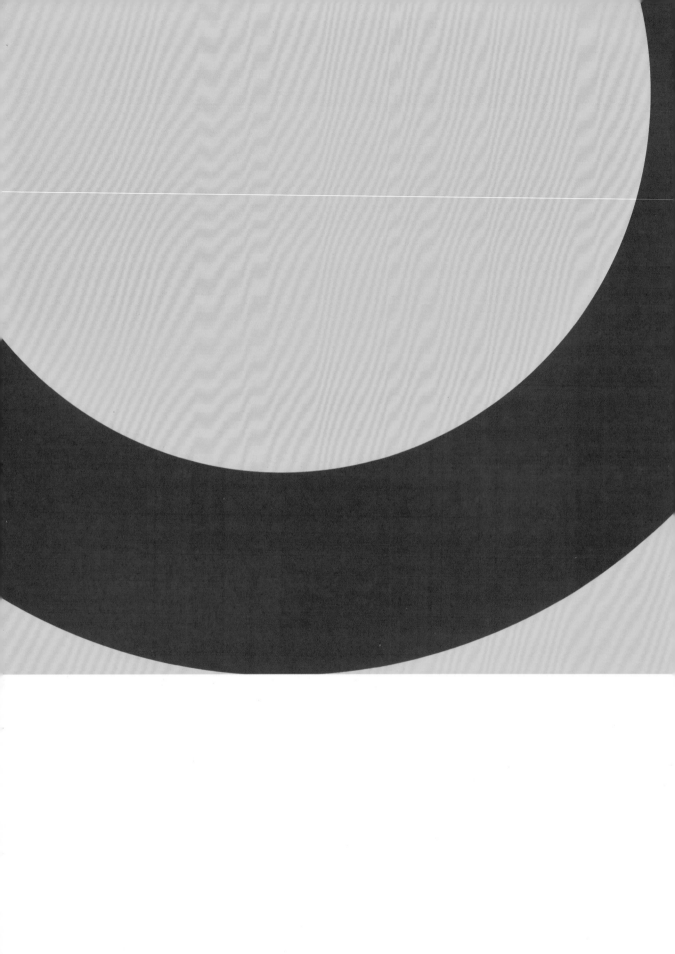

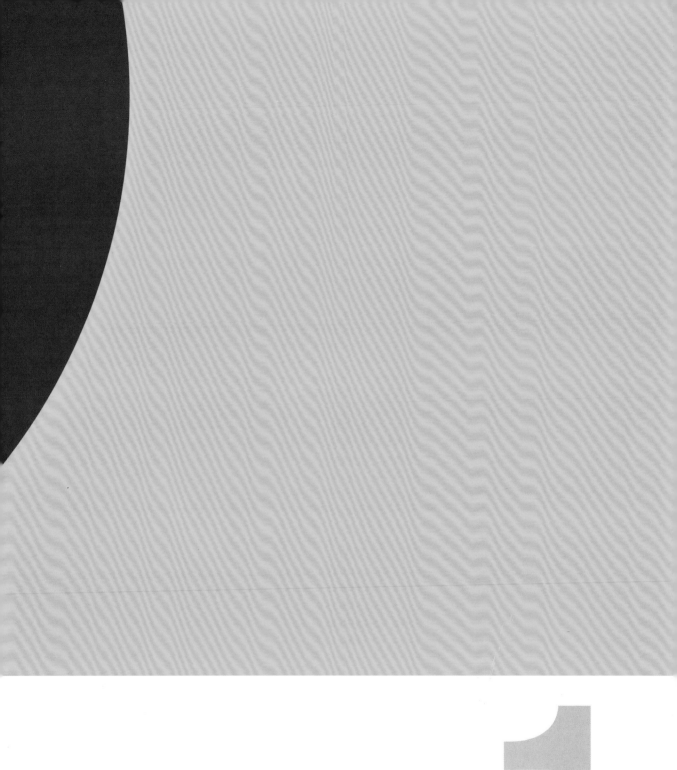

滾筒基礎動作

1

為什麼要使用滾筒？

滾筒是適合任何人使用的多用途工具，可以有效按摩深層組織，
也很適合做為鍛鍊肌力的道具，並具有矯正身形體態的效果。

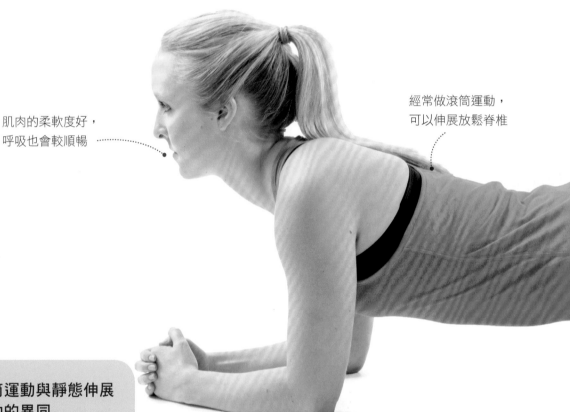

肌肉的柔軟度好，
呼吸也會較順暢 ……………

經常做滾筒運動，
可以伸展放鬆脊椎

滾筒運動與靜態伸展運動的異同

靜態伸展運動和滾筒運動，
都有助於改善關節與肌肉
的活動範圍。一個靜態伸
展動作持續太久或做得太
頻繁，可能會降低肌肉收
縮（縮短）的能力。而滾筒
運動在提升肌肉彈性的同
時，還能維持肌肉健康伸
展（拉長）和收縮的能力。

減輕疼痛

肌肉過度使用會導致疼痛和
形成激痛點（trigger points），
利用滾筒來按摩身體的軟組
織，可改善循環和紓緩疼
痛。

改善姿勢和身形

肌肉會去適應你的生活形態，
導致它們長期處於縮短或是伸
長的狀態，滾筒運動可以讓肌
肉恢復平衡並能調整脊椎矯正
姿勢。

滾筒是個簡單易用的好幫手

1 價格便宜
不需要花很多錢購買設備，或上健身房交學費請教練。

2 場地不受限制
滾筒重量輕，易收納，在家裡、在健身房或甚至在戶外皆可使用。

3 一個人就能做
不需要教練或是健身夥伴從旁協助，只需要自己一人與一塊空間即可。

4 任何人都能做
無論何種生活形態和運動能力的人都能做滾筒運動。坐辦公桌的上班族，或是家庭主婦（夫）都可以做。

5 多種用途
雖然滾筒一般會被當做按摩工具，但也可以把它加進健身課程中，搭配動作增加挑戰性。

6 能紓緩壓力
利用滾筒消除肌肉結節和肌肉痠痛，讓你在繁忙的一天結束後獲得紓緩放鬆，就像做了一次深層組織的按摩。

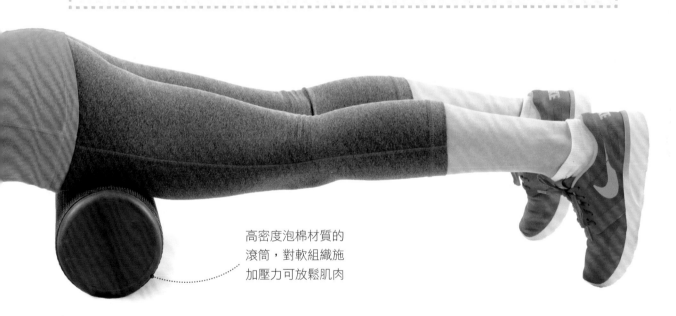

高密度泡棉材質的滾筒，對軟組織施加壓力可放鬆肌肉

消除疼痛

因為受傷或是運動造成的肌肉纖維損傷，會導致肌肉緊繃，滾動肌肉能破壞疤痕沾黏，達到紓緩緊繃，並加速復原。

提升身體感知能力

太少使用肌肉會讓你的肌肉感知能力變得遲鈍，可經常利用滾筒做運動和按摩，讓身體在活動空間的感知能力較為敏銳。

鍛鍊肌力

肌肉強健的身體，功能運作會較好，也不易受傷而疼痛。利用滾筒做為運動工具，除了可以建立核心肌群的力量，也可以搭配按摩四肢的運動，讓手臂與腿部的肌肉也活動到。

使用滾筒做按摩

一成不變的生活習慣和生活型態會使身體的肌肉活動定型，很容易導致僵硬疼痛和機能退化。利用滾筒和其它按摩工具，可以紓緩體內軟組織的緊繃狀態，並恢復正常的活動能力。

為何身體需要按摩

每個人的職業、運動量、日常習慣，都會影響到骨骼和神經肌肉系統。身體組織和構造會去適應你的習慣姿勢，所以你經常站一整天或是坐一整天，骨頭和軟組織就會長時間固定在同個位置，使得有些肌群受力太多，有些則受力不足，進而導致肌群相互拉扯。這樣不平衡的狀態會降低身體的靈活彈性和動作品質。

肌筋膜與活動的關係

肌肉失衡的狀態會影響到筋膜 (fasia)，這是具有彈性的軟組織網絡，分布於全身並連結體內的所有構造。肌肉被肌筋膜 (myfascia) 所包覆。當肌筋膜長時間固定不動就會變硬，但是受到適度的力學應力，能讓肌筋膜變得柔軟有彈性。健康的肌筋膜能讓肌肉在體內滑動得更靈活順暢，同時能維持肌肉穩定。

然而，肌筋膜受到壓力會增厚，以因應你的姿勢和肌肉失衡。例如，胸肌若從未完全伸展，會產生肌筋膜沾黏以支撐肌肉縮短的狀態。這會使胸部肌肉感到緊繃僵硬。

變硬的肌筋膜會讓肌肉纖維縮緊，導致血液和氧氣循環不良。僵硬的肌肉會使活動範圍受限，使身體緊繃有壓力。

利用滾筒運動讓身體復原

利用滾筒或其它工具按摩肌肉，讓肌筋膜變柔軟，進而讓被其包覆在內的肌肉放鬆，增加肌肉內帶氧血液的流動。這個技巧被稱為「自我肌筋膜放鬆」（簡稱 SMR）。

按摩軟組織能破壞沾黏，讓肌筋膜恢復至有彈性的狀態。經常練習自我肌筋膜放鬆，會讓筋膜恢復平滑、改善循環、減輕疼痛，同時增加整體的活動範圍。

什麼是肌肉結節？

結節又稱激痛點，是存在於肌肉纖維裡的疼痛小點。會產生結節是因為肌肉的收縮單位，也就是肌節 (sarcomere) 過度使用，或是長期處於縮短狀態使血液流動不良。

在肌肉同一個點上發生數百次的收縮會形成結節。用可滾動的小工具（例如曲棍球或網球）直接按摩結節可以鬆開肌節，讓血液恢復流通並減輕疼痛。

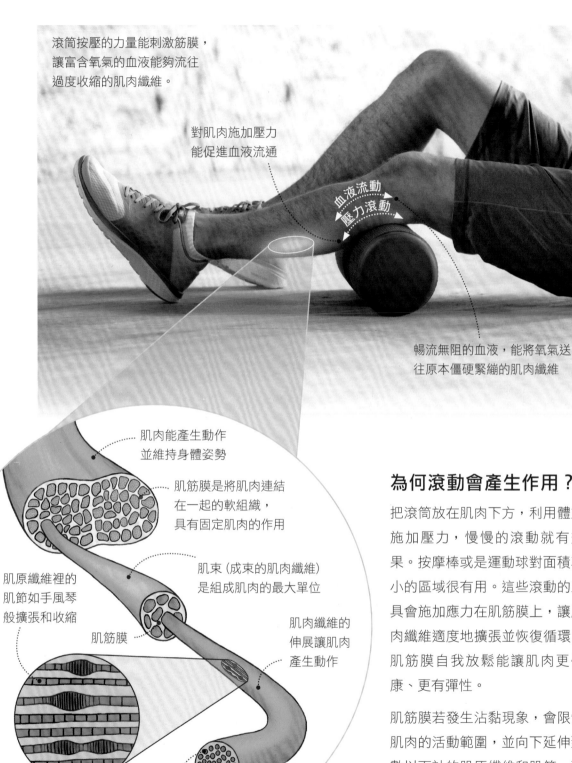

滾筒按壓的力量能刺激筋膜，
讓富含氧氣的血液能夠流往
過度收縮的肌肉纖維。

對肌肉施加壓力
能促進血液流通

血液流動
壓力滾動

暢流無阻的血液，能將氧氣送
往原本僵硬緊繃的肌肉纖維

肌肉能產生動作
並維持身體姿勢

肌筋膜是將肌肉連結
在一起的軟組織，
具有固定肌肉的作用

肌原纖維裡的
肌節如手風琴
般擴張和收縮

肌束 (成束的肌肉纖維)
是組成肌肉的最大單位

肌筋膜

肌肉纖維的
伸展讓肌肉
產生動作

肌筋膜

肌原纖維是組成肌肉
纖維的絲狀結構，能
使肌肉產生動作

為何滾動會產生作用？

把滾筒放在肌肉下方，利用體重
施加壓力，慢慢的滾動就有效
果。按摩棒或是運動球對面積較
小的區域很有用。這些滾動的工
具會施加應力在肌筋膜上，讓肌
肉纖維適度地擴張並恢復循環。
肌筋膜自我放鬆能讓肌肉更健
康、更有彈性。

肌筋膜若發生沾黏現象，會限制
肌肉的活動範圍，並向下延伸到
數以百計的肌原纖維和肌節，而
影響到肌肉纖維擴張。

滾筒運動的更多用途

滾筒可做為肌力訓練運動的輔助道具。將滾筒納入運動中，能提升動作效率，並有助於改善你的姿勢和平衡感。

建立核心肌群的肌力

做滾筒運動時，身體為了保持平衡，會加強核心肌群的緊縮。如果感覺在平穩的地面運動變得過於簡單時，可以藉由滾筒帶來的不穩定性，促使身體運用關節和深層肌肉去協助維持平衡。

等你已經熟練穩定的運動之後，可以加入滾筒，增加維持穩定平衡的難度。使用滾筒時保持下背部不動，並讓脊椎保持中立位，會比較安全也更有效果。

提升身體覺知能力

無論你是很少運動的人或是常常運動、動作敏捷的人，使用滾筒都有助於提升身體覺知能力，也就是所謂的本體感覺。

自我肌筋膜放鬆運動，能夠喚醒感官的感知能力，並變得更敏銳；核心肌群強化運動需要關節和肌肉協調運作。這兩種類型的運動互相搭配，能讓肌肉產生訊號並傳遞給大腦，讓身體依照大腦指令做動作。如此可讓空間感知能力提升，平衡感會變好，反應也更快速。

 瑜伽道具

有幾個瑜伽動作可以運用滾筒做為道具。

當遇到某些瑜伽姿勢會讓關節感到不舒服時，可以利用滾筒來紓緩不適感。或是把滾筒放在地上，做為保持平衡的支撐物。

扭轉龍式
利用滾筒調整扭轉龍式的做法，降低動作的難度。在旋轉運動裡加入這樣的伸展非常好。

嬰兒式
將滾筒運用在嬰兒式上。將它放在大腿後側和小腿肚之間，可避免過度伸展並減輕膝關節的不適。

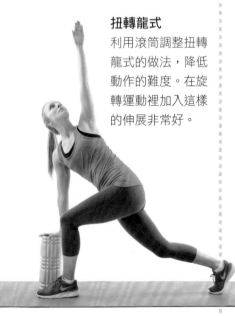

改善姿勢與體態

整天坐著、低頭滑手機或是長時間打電腦，都會對正常健康的體態造成不良影響。

經常做滾筒運動能讓軟組織恢復彈性，進而讓肌群更有效率地伸展和收縮。平衡和柔軟的肌肉能讓你擁有健康的體態，骨骼也能正常排列，避免壓迫所帶來的疼痛。

你也可以利用滾筒當作探測道具，找出較弱的部位加以強化。或是做某些運動時，將滾筒放在肌肉的運動軌跡旁邊做為輔助器材，如果滾筒掉落或移位太多，可判斷是否出現較強的肌肉為較弱的肌肉代償出力的現象。這種探測的方法，能讓你的身體學習以更好的方式運作，讓脊椎正常排列，同時讓姿勢保持穩定。

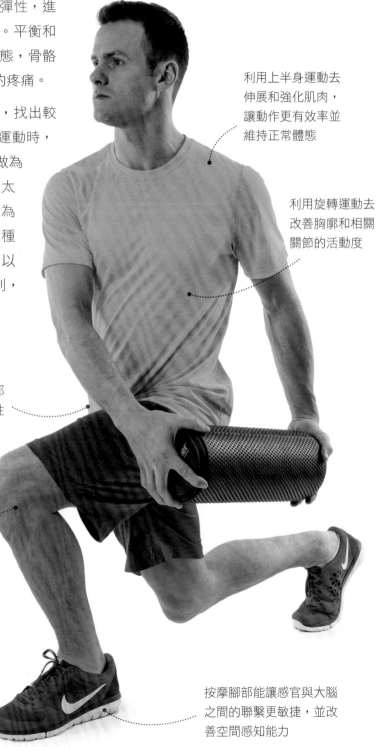

利用上半身運動去伸展和強化肌肉，讓動作更有效率並維持正常體態

利用旋轉運動去改善胸廓和相關關節的活動度

利用下半身運動增加髖部在各種姿勢當中的穩定性

強化膝蓋周圍的肌肉，以降低膝蓋拉傷和膝關節功能障礙的發生機率

按摩腳部能讓感官與大腦之間的聯繫更敏捷，並改善空間感知能力

有效運用滾筒

為了能從滾筒運動中獲得最佳效益，使用時要以安全為重，並採取正確的呼吸方式和動作
姿勢。另外很重要的一點，要隨時注意身體的反應。

關注身體的回饋

利用滾筒或是其它可滾動的工具，來做自
我肌筋膜放鬆 (SMR) 運動時，你必須隨時
注意身體的反應。滾筒運動帶來的應該是
「良性的疼痛」，而非過度輕鬆不費力氣
或疼痛難耐。

大多數的運動會建議滾動 20-30 秒，但是
你必須傾聽身體的回饋，視個人感受去決
定按摩的時間。在放鬆的階段，要讓肌肉
感到輕鬆、柔軟與恢復活力。

疼痛量表

如果將疼痛感分成 0 到 5 級，我們使用滾
筒所產生的疼痛，應該要在 1 到 3 級之
間。若感覺太過疼痛，就應調整力道成稍
微感覺不適就好。

0	1	2	3	4	5

SMR 滾筒運動的要訣

- 持續呼吸。
- 動作要慢。
- 盡可能地放鬆肌肉。
- 若覺得太痛，就停止滾動。

◯ 各種姿勢的準備動作

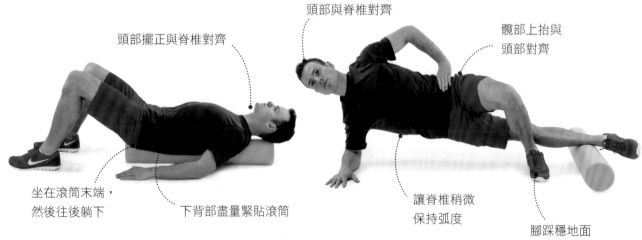

頭部擺正與脊椎對齊

坐在滾筒末端，
然後往後躺下

下背部盡量緊貼滾筒

頭部與脊椎對齊

髖部上抬與
頭部對齊

讓脊椎稍微
保持弧度

腳踩穩地面

仰臥姿
適合針對脊椎排列的各種運動。
躺在滾筒上時，要維持上背部至
下背部整個貼住滾筒。

側臥姿
適合針對身體側邊肌肉的各種運動。
利用前臂和腿部做支撐來滾動滾筒。

練習有意識的呼吸

正確呼吸是維持放鬆狀態的重要關鍵，唯有放鬆肌肉才能讓自我肌筋膜放鬆運動達到效果。有意識的深呼吸，能提升接收感官訊號和收縮特定肌肉的能力。

在做某個動作裡比較輕鬆的部分時，用鼻子吸氣

在做某個動作裡比較困難的部分時，用嘴巴吐氣

胸廓向外擴張，而非向上擴張

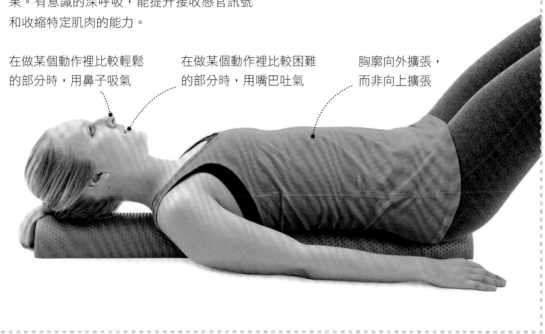

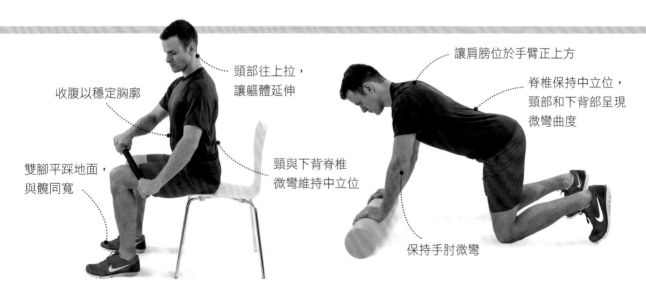

頭部往上拉，讓軀體延伸

收腹以穩定胸廓

雙腳平踩地面，與髖同寬

頸與下背脊椎微彎維持中立位

讓肩膀位於手臂正上方

脊椎保持中立位，頸部和下背部呈現微彎曲度

保持手肘微彎

坐姿
適用於需要坐在椅子上的各種運動。記住要坐在椅子邊緣，尾骨坐正，延長上半身。

跪姿或棒式姿
適合腹部參與核心肌群的各種運動。為使運動達到效果，以雙臂傳遞下壓的力量，並以滾筒做為支撐。

滾筒運動需要的道具

本書介紹的運動所需的道具價格不貴，在體適能健身中心或網路
商城大多可以買到。類似用途與強度的商品有好幾種，你
需要依據身體的覺知程度、疼痛感受度和整體的
目標去選擇適用的道具。以下介紹幾種道
具可做為採用的參考。

滾筒

滾筒有不同的形狀、尺寸、
紋路和顏色。紋路和密度
會影響放鬆的強度，某些形
狀和尺寸適用於特定的運動。你可
以選一個符合大部分需求和目的的滾筒。
若你是新手，做的大多是基礎的按摩和運
動，建議選擇最基本的圓形滾筒。

你可以把頭部和整
個背部靠在這類的
長形滾筒上面

圓形滾筒
這是最常見的滾筒造型，有
各種長度和密度，適用於本
書介紹的大部分運動。

將平坦面朝下擺放，
站在曲面上，可以訓
練平衡感

半圓形滾筒
這種半圓形滾筒不太能滾動，
比圓形滾筒平穩，很適合用來
站在上面做運動。

TIP
在選擇滾筒時，應以
自身能承受的疼痛極限為
考量，並盡可能讓按摩達
到最好的效果。如果完全
沒有經驗，一開始可先從
表面平滑，長度約 92 cm
的圓形滾筒開始。

深層按摩顆粒滾筒
這種供進階使用的滾筒（俗稱
狼牙棒），表面上突起的錐狀
物顆粒能增加施壓點，加深
按摩軟組織的力道。額外的
力學應力能做到更深層的放
鬆效果。

一根根突起的柱狀物
能深層按摩到筋膜

選擇合適的泡棉滾筒

每個人的身材都不同，也不會有適用於所有人的滾筒。只要讓你覺得舒服、有效，不會過度疼痛的就是最適合的。如果購買前可以先試用，不妨從下面幾個面向去考慮：

1 形狀
如果想要放鬆較大面積的肌群，或是希望適用於大多數的核心與平衡運動，請選擇圓形滾筒。若你想要做一些不需要滾動的滾筒運動，可以選半圓形滾筒。

2 長度和直徑
比較長的滾筒雖然體積較大，但也會比較穩固，適合用來做背部運動。短的滾筒雖然難以控制，但相對比較好攜帶，很適合用來做腿部運動。大多數滾筒的長度是 46 或 92 cm，直徑通常是 15 cm。直徑小於 15 cm 的滾筒適合年長者或是做物理治療的患者。

3 材質和密度
依據你的耐痛度和想要放鬆的程度，去決定滾筒的密度。標準的滾筒使用的是高密度泡棉，能提供中等適度的放鬆效果。若是塑膠芯的滾筒（大多是中空），則能提供較高強度的放鬆效果。

4 突起程度
根據肌肉緊繃的程度可選擇不同突起程度的滾筒。表面有塊狀或柱狀物的深層按摩滾筒，可以增加按摩軟組織的施壓點，提供更深層的放鬆效果。表面平滑的滾筒會分散按壓的力量，所以按摩力道較為溫和。

其它按摩道具

本書有一些運動和變化動作，會結合運動球和按摩棒來操作。它們能使你能更精準控制與加強按摩痛處的力道這對紓緩激痛點來說特別重要。

運動球
硬質的運動球很適合用來放鬆激痛點。它們能針對緊繃的肌肉，集中施加壓力。本書主要是使用按摩球，來做一些需要重點放鬆的運動。

按摩球

高爾夫球

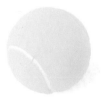

網球

其它建議使用的器具

瑜伽墊
很多運動需要在地上做，因此用防滑的瑜伽墊鋪在地面，做運動會更舒適安全。

椅子
有些運動和變化動作需要坐在椅子上，或是將椅子做為平衡輔助，做起來會比較輕鬆容易。

枕頭
躺在枕頭上可以紓緩頸部肌肉的緊繃，或是在地面放枕頭做仰臥轉體的運動。

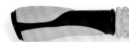

深層按摩棒
這類道具針對重點加強放鬆的效果比滾筒更好。由於按摩棒是手持的，因此所有運動都可以利用它來調整做法，讓姿勢和動作更簡單好做。

進行滾筒運動之前

在開始運用本書之前，請先花點時間思考你的需求是什麼，什麼樣的運動課表或運動項目最適合你。有了合適的道具與合宜的環境，就可以開始滾動了！

評估自己的需求

一個人若長期持續重複做特定的動作，會對體態產生不良影響，並導致肌肉緊繃和疼痛。考慮你的生活習慣和疼痛的區域，選擇本書中最適合自己的運動和課表。

選擇運動課表

本書最後三章會針對特定需求列出 26 個運動課表（每個課表包含 5-10 個運動）。有些課表是針對工作形態設計，有的是針對從事的體育活動設計。比方說，從事網球運動者，就可以選擇旋轉型運動課表。

習慣與影響	治療對策
整天坐辦公桌的工作者，多數肌肉都缺乏運動，像是腿部、髖部和脊椎的肌肉，造成整個肌肉系統失衡。	滾動髖屈肌群，腿後肌和胸部區域，並強化整個背部區域。上背部和肩膀的結節必須鬆開。
長途開車者，超過一小時會讓上背部肌肉和肩膀緊繃，胸部肌肉縮短，腿部和髖部肌肉則幾乎沒出力。	放鬆胸部肌肉，紓緩緊繃現象，並強化上背部肌肉以改善姿勢。按摩髖屈肌和股四頭肌。
低頭看手機和平板電腦者，會縮短頸前肌肉和胸部肌肉。頸部後側和上背部肌肉則過度伸展。	滾動胸部、手臂和肩膀，紓緩肌肉緊繃。另外還需要找出因經常手握物品，在前臂和手部所產生的激痛點。
手臂經常需要高舉過頭者，會過度拉長頸部和肩膀的肌肉，並容易拉傷下背部，身體會歪斜。	放鬆肩膀和上背部，並選擇特定運動去伸展脊椎讓脊椎復位，以改善脊椎骨的排列。
久站者，長時間的站立會造成髖部和腿部僵硬，肌肉彈性減退，並出現腳底筋膜發炎。	按摩足部並滾動整個下半身，以改善僵硬關節的可活動範圍。強化你的核心肌群和下半身的肌肉。
單肩背重物者，會導致兩側肩膀和髖部不對稱，進而影響正常的走路姿勢。	放鬆肩膀與核心肌群，特別是負重的這一側。做一些轉體運動改善不對稱現象。

泡棉滾筒 Q&A

應該多久使用一次滾筒？

每週至少要使用三次滾筒才能達到最佳的效果。目前並沒有研究顯示自我肌筋膜放鬆做太多有害。

每個滾筒運動應該花多少時間？

一般而言，持續 20-30 秒能提供適當的放鬆，但可視個人感受去調整時間的長短。

用滾筒時覺得好痛，是使用不當嗎？

一般而言，有些不舒服的感覺是正常的，但要在你的容忍範圍內。如果已經不能保持舒適的呼吸時，就應減輕滾動的力道。

可以規畫自己的運動課表嗎？

可以。可根據本書裡的課表去做調整修改，或是配合生活習慣與限制來規畫自己的課表。確定主要的需求，再選擇 5-10 項運動。想要徹底的放鬆，先做滾筒運動，再做重點放鬆運動。

做滾筒運動能達到什麼效果？

如果你適度並經常性地做滾筒運動，能減輕疼痛、改善姿勢，並讓原本僵硬的關節變得比較靈活。每做一次滾筒運動，都會讓你有所改善，所以一定要堅持下去。

何時是使用滾筒的適當時機？

隨時隨地都可以做滾筒運動，尤其是在運動或健身前後特別需要做。睡覺前做，可以更放鬆進入睡眠。起床後做，能更有精力面對新的一天。

哪種人可以從滾筒運動中獲益？

按摩對任何人來說，不管是專業運動員、一般上班族或家務工作者，都相當有益。

我什麼毛病都沒有，有需要做滾筒運動嗎？

當然需要。預防勝於治療，平時就要鍛練肌肉，避免退化。經常按摩可以讓肌肉保持健康與彈性。

 ## 做滾筒運動前的最後提醒

- 要有一個可以充分伸展手臂和腿部的空間。
- 長頭髮要綁起來，避免厚重、鬆垮的衣服。
- 在不會打滑的平面做運動。
- 若需要站在滾筒上或是按摩足部，請脫鞋。

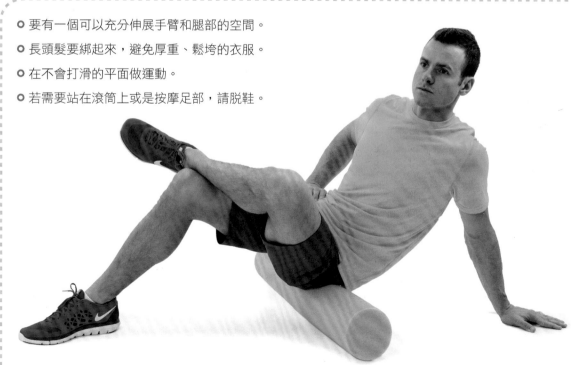

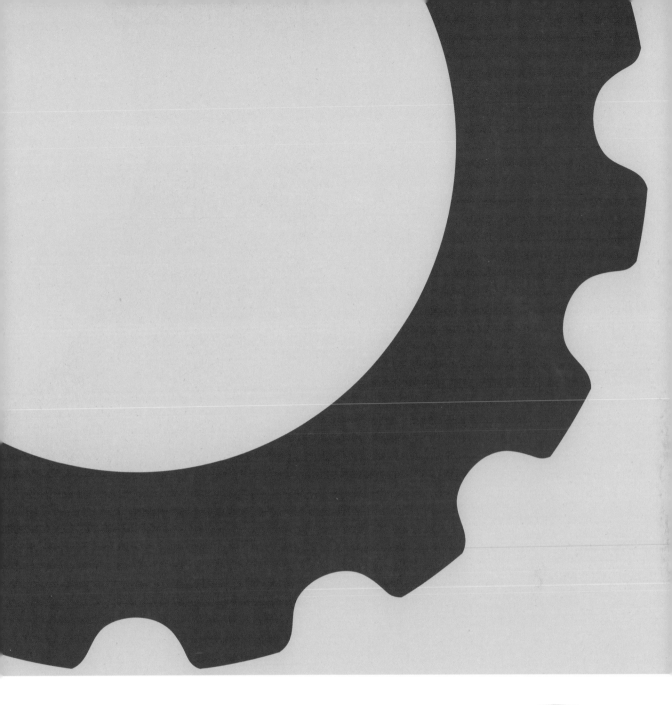

核心訓練運動

2

棒式四部曲
Plank Progressions

捲腹和仰臥起坐是很常見的動作，缺點是會加劇駝背現象，有此問題者可以採用此處介紹的棒式，對支撐直立站姿很有幫助。這個運動除了基本動作，還包括三個難度遞增的進階動作。當已經熟練簡單的動作之後，就可進階做下一個較難的動作。

目標肌群

這個運動針對的是腹斜肌、腹部肌肉還有肩胛骨的穩定肌群。強化這些肌肉能讓身體更穩定、動作更有效率。

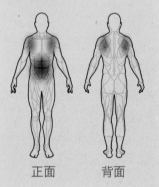

正面　　背面

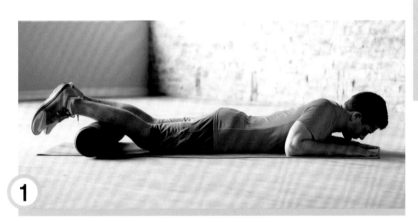

1

基本棒式：俯臥腹部貼地，將滾筒放在小腿脛前肌下，前臂和手掌平貼於地面。

功效

棒式可強化核心肌群並矯正姿勢。脊椎經常會有排列不正的現象，緊縮腹部肌肉能夠穩定脊柱。

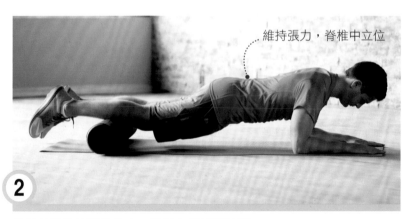

維持張力，脊椎中立位

2

借助前臂往地面的推力，撐起身體離開地面，同時收縮腹部肌肉。維持這個姿勢 1 分鐘。

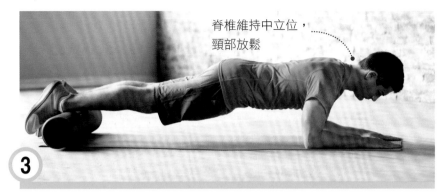

脊椎維持中立位，
頸部放鬆

3

進階一：難度提高一點，動作開始前將滾筒移至靠近足部的地方，
同樣以手臂推地，讓身體離開地面，並維持姿勢 1 分鐘。

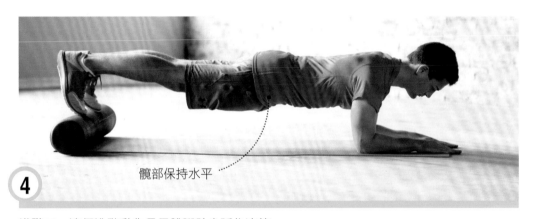

髖部保持水平

4

進階二：這個進階動作是用雙腳趾尖踩住滾筒。
身體抬高後維持姿勢 1 分鐘。

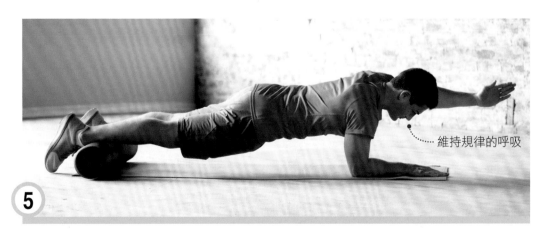

維持規律的呼吸

5

進階三：這個最難的動作，是將滾筒移至小腿，身體抬高後將其中一隻手臂
往前伸直，維持姿勢 1 分鐘，再換另一隻手臂，同樣維持姿勢 1 分鐘。

滾筒前滾
Roller Rollout

這個滾筒前滾的運動能調整體態，讓你維持良好的姿勢。這個核心強化運動比一般的仰臥起坐，會讓腹部更強力收縮，因此能大幅改善身體維持正確體態的能力。

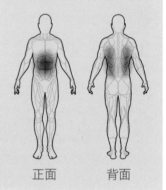

目標肌群

這個運動主要是針對核心肌群、背部的背闊肌和大圓肌。這些肌肉會影響肩膀的位置和脊椎的排列。

正面   背面

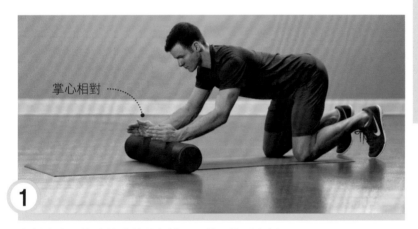

掌心相對

1

先採跪姿，然後將滾筒放在前面。將兩隻手掌側放在滾筒上，掌心相對。兩手距離與肩同寬。

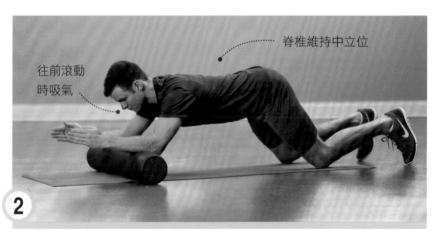

脊椎維持中立位

往前滾動時吸氣

2

上半身從髖部往前滾動，讓滾筒從手部一路滑動滾到前臂。

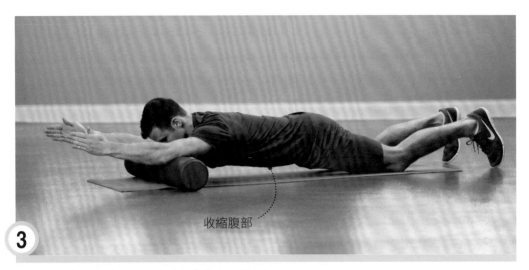

收縮腹部

3

持續往前滾動滾筒，直至手臂和脊椎完全伸展。

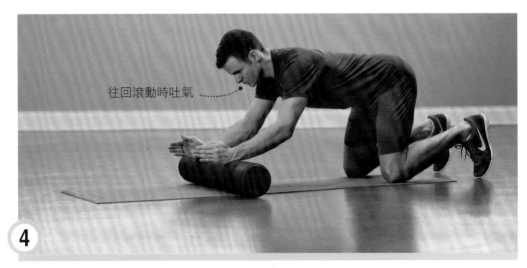

往回滾動時吐氣

4

慢慢地將滾筒滾回起始位置。重複做這個運動 15 次。

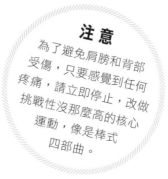

注 意

為了避免肩膀和背部
受傷，只要感覺到任何
疼痛，請立即停止，改做
挑戰性沒那麼高的核心
運動，像是棒式
四部曲。

滾筒走步
Roller Walkout

這是個頗具挑戰性的核心與肩膀運動，可以改善軀幹在站姿或坐姿等不同姿勢的穩定度。這個運動可以強化核心肌群，進而改善在從事運動時或日常活動裡的姿勢和平衡感。

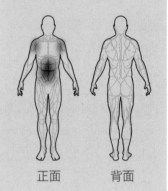
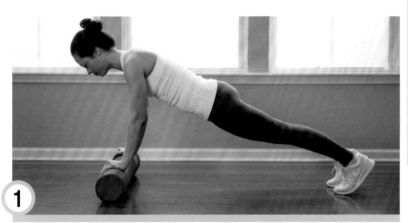

1 以俯臥姿，雙手打開與肩同寬，放在滾筒上。身體往上抬高，形成伏地挺身的姿勢。肩膀要在手臂的正上方。

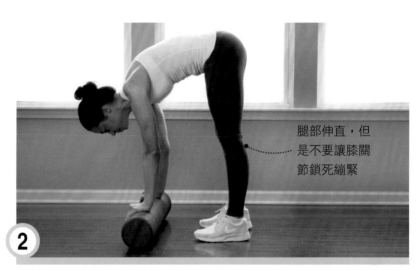

腿部伸直，但是不要讓膝關節鎖死繃緊

2 雙腳往手部方向行走，滾筒不要移動。過程中雙腿保持筆直、髖部上提，直到髖部、腿部和雙腳排列成一直線。

TIP

為了改善肩關節的
穩定度，往前走時，
可將手臂稍微向內轉，
中指抬起。

脊椎維持中立位，
不要往下掉

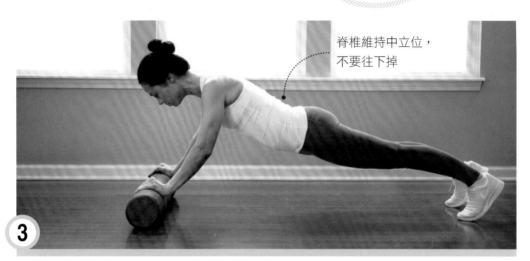

3

雙腳向後走，手臂伸展，腿部伸直，同時緊縮核心肌群。
看看自己可以把身體延伸到多長。

緊縮核心肌群，
雙手持續向下
施力壓住滾筒

頸部放鬆

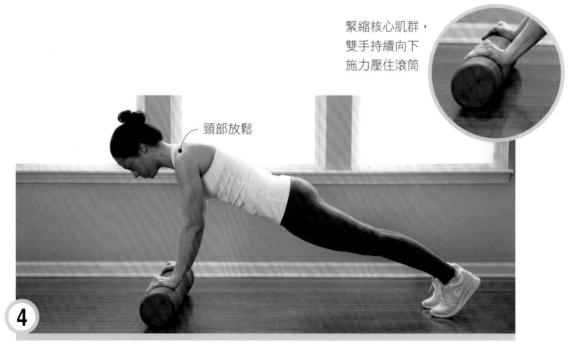

4

雙腳再緩步向前，走回肩膀在手臂正上方的起始位置。
重複做這個運動 10 次。

鳥狗伸展
Bird Dog Reach

將鳥狗伸展運動與泡棉滾筒結合，可以改善平衡感，
同時能測試你將力量分配在單側髖部與單肩的能力。
這個運動很適合用來訓練涉及單腿著地（例如走路）
時，髖部和脊椎的控制能力。

目標肌群

這個運動主要是針對腹
肌、臀肌和三角肌，這
些肌肉可以穩定骨盆和軀
幹，改善動作效率。

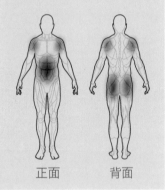

正面　　　背面

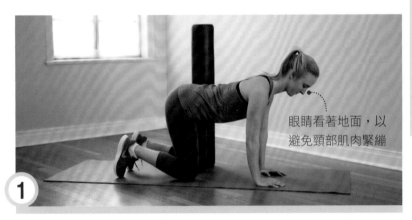

眼睛看著地面，以
避免頸部肌肉緊繃

1

四肢跪地，並將滾筒立放於左側髖部邊。肩膀
位於雙手正上方，髖部位於膝蓋正上方。

TIP

為了不讓手腕承受過大
壓力，同時保持軀幹穩定，
請將全身的重量平均分配
到支撐於地的膝蓋
和手掌。

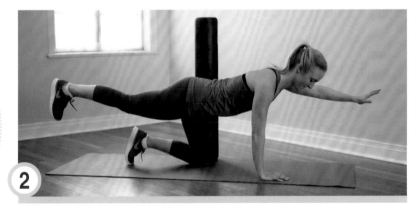

2

左手臂往前伸直，同時右腿往後伸直，
試著穩定身體不要撞倒或移動滾筒。

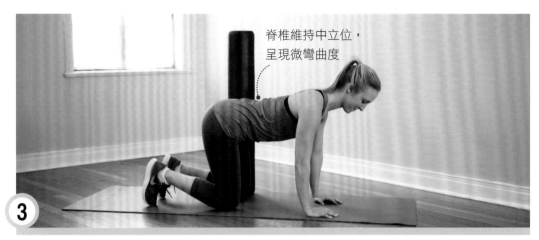

脊椎維持中立位，
呈現微彎曲度

3 將左手和右腿收回到起始位置，同樣注意身體不要碰到滾筒。
左手和右腿的伸展動作總共要重複 10-15 次。

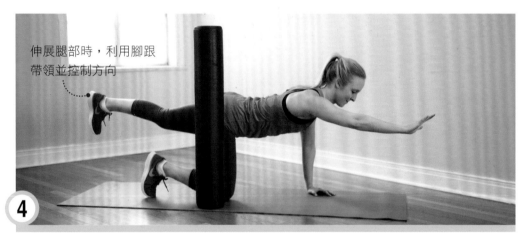

伸展腿部時，利用腳跟
帶領並控制方向

4 將滾筒移至右側髖部旁邊，並換成右手和左腿，
重複相同動作 10-15 次。

○ 變化動作

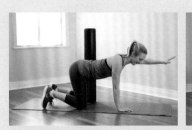

降低難度。一開始只伸直單臂，手放回
地面後再換成伸直單腿。

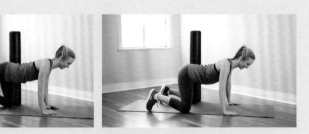

提高難度。加寬雙膝的間距與雙手
的間距，讓維持穩定的核心肌群更
吃力。

髖部旋轉

Hip Swivel

對於脊椎活動度不佳的人，或是從事需要轉體類運動的運動員來說，這個核心運動可以改善骨盆和軀幹旋轉的問題。利用滾筒刺激活化髖內收肌並挑戰核心肌群的能力，整合運用這些肌肉會讓旋轉動作更順暢。

目標肌群

這個運動主要是針對腹部外側的腹斜肌和大腿內收肌，這些肌群有支撐胸廓和髖部的作用。

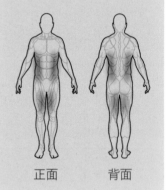

正面　　背面

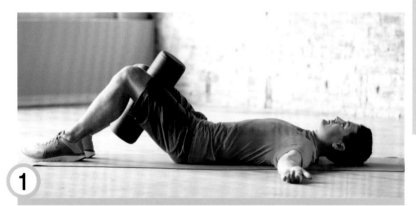

1

仰臥於地面，雙手往身體兩側伸展，掌心朝上。
腳掌穩定平貼於地面，用雙膝夾住滾筒。

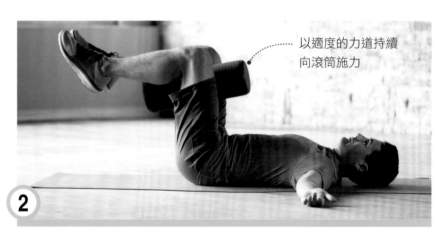

以適度的力道持續
向滾筒施力

2

將雙腿抬高，讓膝蓋位於髖部正上方，
膝蓋彎曲成 90 度。

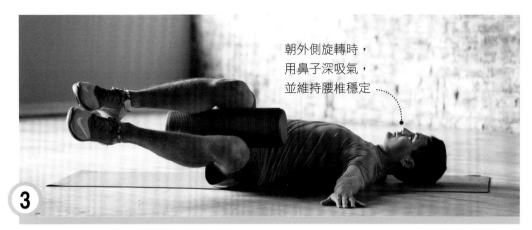

朝外側旋轉時，
用鼻子深吸氣，
並維持腰椎穩定

3

大腿和髖部往左側轉，左手臂也轉至掌心朝下。
當右肩開始抬離地面時，再旋轉回起始位置。
重複這個左側旋轉動作 10 次。

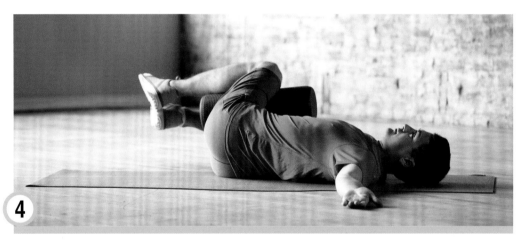

4

換邊往右側旋轉，重複這個動作 10 次。

變化動作

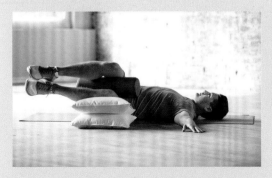

可在身體兩側疊放
枕頭，做為旋轉動
作的終點，縮小旋
轉的活動範圍，做
起來會比較輕鬆。

TIP
為了減輕頸部緊繃，可
在頭下放一個枕頭。降低
周邊肌肉的緊繃程度，
會讓這個運動更安全、
更有效果。

坐姿胸廓旋轉
Sitting Ribcage Rotation

這個運動能提升身體的活動度，對長時間久坐的人很有幫助。讓胸椎在適當範圍內活動，能避免下背部過度活動。利用滾筒去刺激活化內收肌，有助於穩定這個經常發生疼痛的區域。

目標肌群

此運動主要是針對從頸部到下背部之間的胸椎區域，連帶包括腹部。此區域負責軀幹的彎屈和旋轉動作。

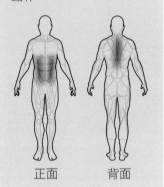

正面　　　背面

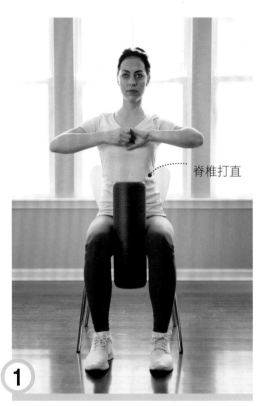

脊椎打直

1

坐在椅子邊緣，將滾筒置於雙膝之間。雙手相扣置於胸骨的位置。髖關節、膝關節和踝關節彎曲成 90 度。

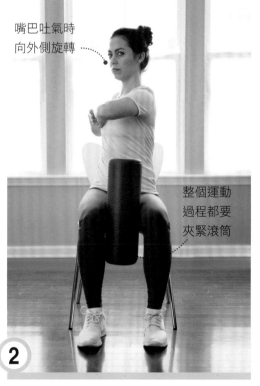

嘴巴吐氣時向外側旋轉

整個運動過程都要夾緊滾筒

2

將手臂和軀幹往右側旋轉到最大的活動範圍。

TIP

為了矯正身體的不對稱，可針對某一邊增加運動的次數。例如打高爾夫的人，通常其中一側比另外一側緊繃。

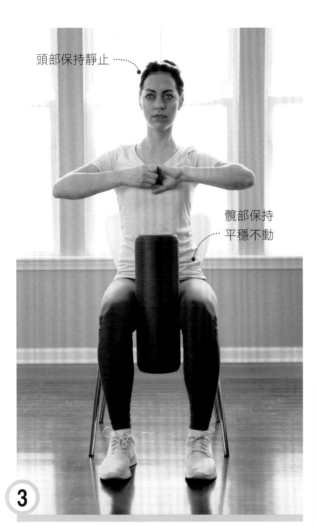

頭部保持靜止

髖部保持平穩不動

3

旋轉回到起始位置。右側旋轉動作重複做 20 次。

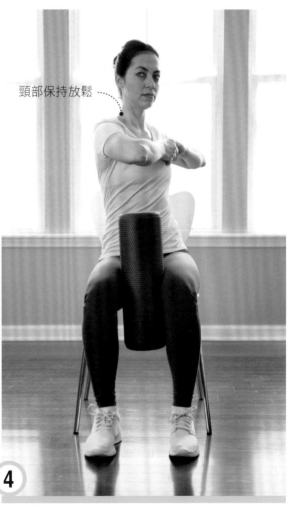

頸部保持放鬆

4

換邊做左側旋轉，重複相同動作 20 次。

半跪姿核心旋轉
Half-Kneeling Core Rotation

這個運動是模擬日常生活的人體力學動作，例如走路和跑步，結合了髖部和軀幹旋轉動作。利用滾筒做為輔助確認的工具，可讓你知道髖部的緊繃是否有妨礙到旋轉動作的表現。

目標肌群

這個運動主要針對的是核心肌群、臀部肌群和髖內收肌群，它們能協助走路時軀幹的左右轉動。

正面　　　　背面

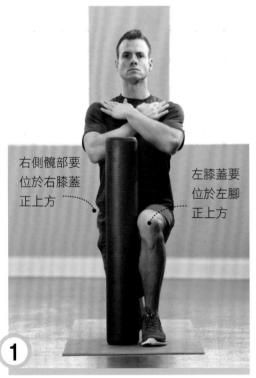

右側髖部要位於右膝蓋正上方

左膝蓋要位於左腳正上方

1

右膝蓋跪地，左腳踩穩地面支撐。滾筒立放於左膝蓋的內側。兩隻手臂交叉於胸前。吸氣準備開始動作。

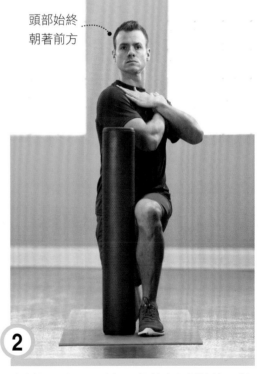

頭部始終朝著前方

2

右側臀肌收緊，吐氣，軀幹向左側旋轉，當達到最大活動範圍時，轉回起始位置。重複左側旋轉動作 10 次。

TIP

這個運動可改善轉體的能力，同時也能放鬆背闊肌和臀部肌群。一個肌群的柔軟度不佳，會拖累到其它肌群的表現。

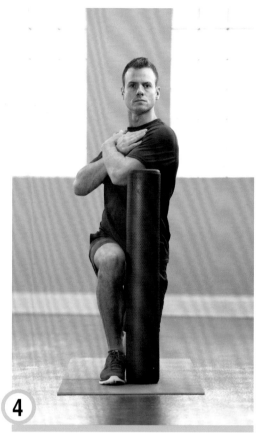

4

重複右側旋轉動作 10 次。

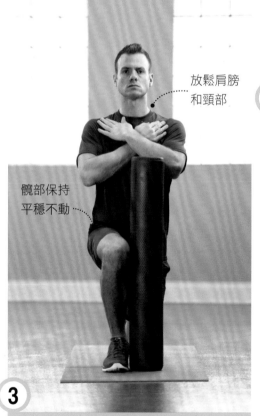

放鬆肩膀和頸部

髖部保持平穩不動

3

左膝跪地，將滾筒移至右膝蓋的內側，雙臂交叉。

變化動作

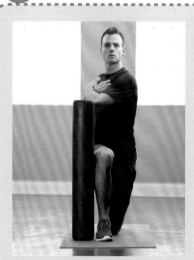

若想要有不同的肌肉反應，可以把滾筒立放於支撐腿膝蓋的外側。

側躺胸廓旋轉
Side-Lying Ribcage Rotation

此運動可以加強胸椎相對於大腿不動時的轉體能力，亦即僅轉動背部上段與中段。如果覺得前面的半跪姿核心旋轉太難的人，可以改做這個難度中等的運動。

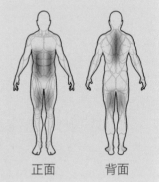

目標肌群

這個運動主要是針對大腿內側的內收肌群與核心肌群。這些部位的肌群能夠控制軀幹旋轉的槓桿作用。

正面　　　背面

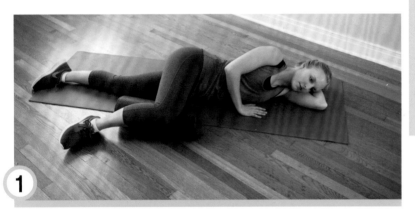

1

面向左邊側躺，左腿伸直，右側髖部和膝蓋彎曲成 90 度。將滾筒置於右膝蓋下方。

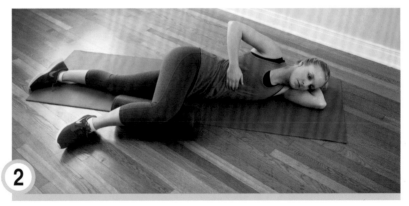

2

右手抱住胸廓略低於胸骨的位置，並吸氣。

注意

為了避免肌肉拉傷，旋轉幅度不要超出舒適的活動範圍。應視自身轉體的能力去決定旋轉的幅度。

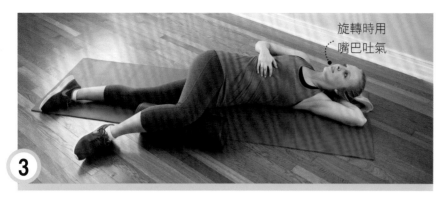

旋轉時用
嘴巴吐氣

3

在右膝不離開滾筒的情況下，右手將
上半身盡可能地往後拉。

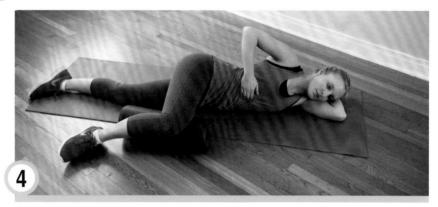

4

慢慢地轉回起始位置。重複右側旋轉動作 10 次。

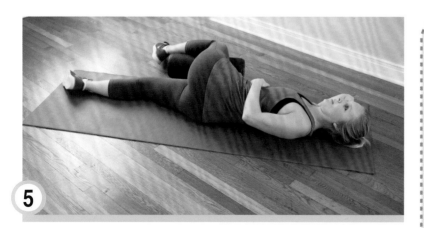

5

換腿做，將滾筒移至左腿下方。重複左側旋轉動作 10 次。

 變化動作

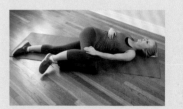

提高難度。可利用空閒的
那隻手將膝蓋往滾筒方向
推，加大轉體的幅度。

直膝抬腿
Straight-Leg Raise

此運動是模擬走路和跑步的動作機制，很適合納入日常運動的基本動作。這個運動能整合核心肌力與穩定髖部的能力，讓著地的那條腿能保持身體穩定，而另一條抬起的腿則仍能活動。

目標肌群

這個運動能夠提升髖伸肌、腹斜肌和腹部動作的協調性，是完成走路動作的重要肌肉。

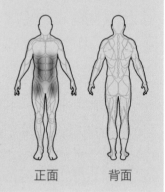

正面   背面

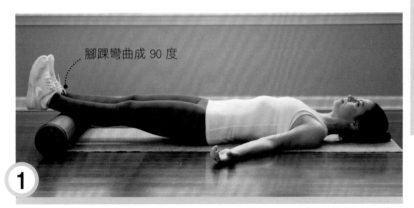

腳踝彎曲成 90 度

1

仰臥平躺於地面，兩隻手臂放鬆。雙膝伸直，兩個腳踝併攏置於滾筒上。

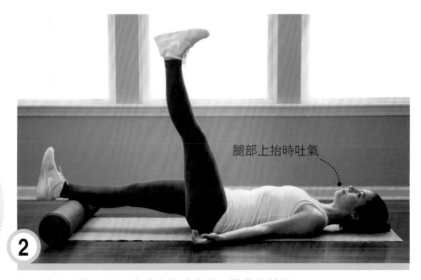

腿部上抬時吐氣

TIP

為了避免下背部緊繃，要收緊核心肌群，讓腿部上抬的活動度更好。

2

左腿伸直上抬，在不造成疼痛或膝蓋不彎曲的前提下，盡可能地抬高。右腿需固定維持在滾筒上。

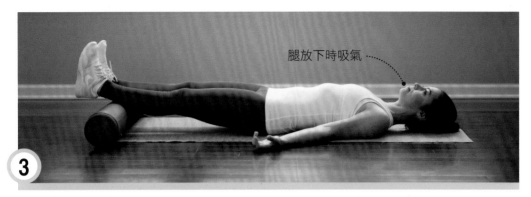

腿放下時吸氣

3 將左腿放下回到起始位置。重複左腿上抬動作 10 次。

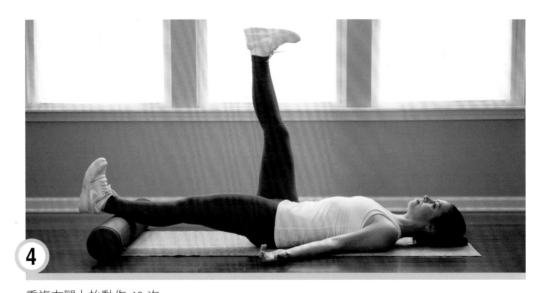

4 重複右腿上抬動作 10 次。

變化動作

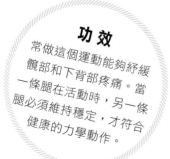

功效
常做這個運動能夠紓緩
髖部和下背部疼痛。當
一條腿在活動時,另一條
腿必須維持穩定,才符合
健康的力學動作。

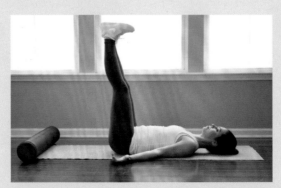

提高難度。可以
兩腿同時上抬。
雙腳彎曲,雙腿
輪流輕輕槌打滾
筒。

下半身運動

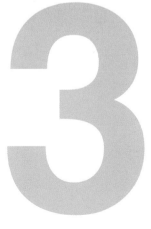

過頭蹲舉

Overhead Squat

這是個較為進階的動作，是很好的全身鍛鍊運動。它能改善從上背部到腳踝的肌肉協調性，手臂高舉的活動度和靈活性也會提升。

目標肌群

這個運動主要針對的是下半身肌群、核心肌群和肩部肌群，這種全身性的運動，能強化整體肌肉系統。

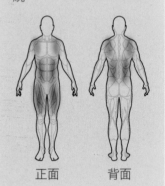

正面   背面

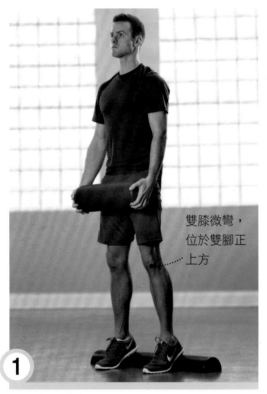

1

雙膝微彎，位於雙腳正上方

半圓形滾筒的曲面朝上放在地面，兩腳腳跟站立其上。雙腳打開比肩膀稍寬的距離。兩手握住圓形滾筒的末端。

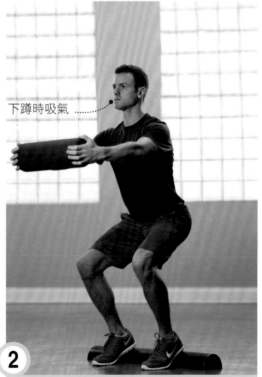

下蹲時吸氣

2

骨盆往後坐，雙膝彎曲，慢慢地彎曲髖部，同時雙臂開始往上抬高。

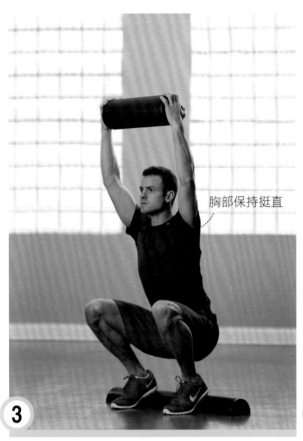

胸部保持挺直

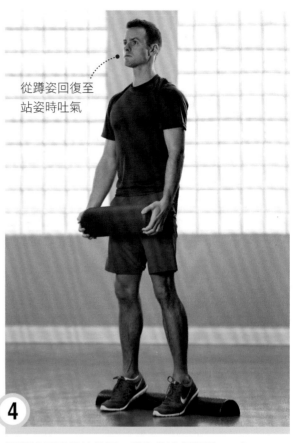

從蹲姿回復至
站姿時吐氣

3

盡可能蹲低，手臂往上伸直，直到高舉過頭。
手腕位於頭部正上方，或越過頭部後方。

4

慢慢地回到起始位置。重複做這個運動 15 次。

○ 變化動作

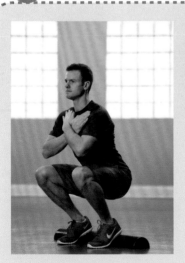

降低難度。若你
覺得手臂高舉有
點困難或是覺得
疼痛，可改將雙
手於胸前交叉。

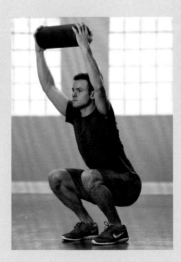

提高難度。可以
拿掉半圓形滾
筒，讓腳掌平貼
地面，需控制身
體不要後傾。

弓步轉體
Rotational Lunge

這個具挑戰性的運動，可以改善下半身和核心肌群的對稱性。它對運動員或平時有運動習慣者來說是很好的訓練，能夠做到強化與平衡數個肌群的複雜動作。

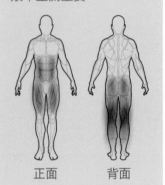

目標肌群
這個運動主要針對的是臀部肌群、股四頭肌、腿後肌和腹部肌肉。這些肌肉的協調性對於身體活動的效率至關重要。

正面　　　背面

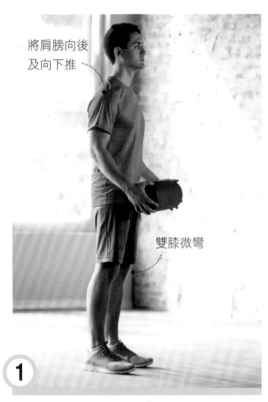

將肩膀向後及向下推

雙膝微彎

1

身體站直，身體重量平均分攤於雙腳。兩手握住滾筒的末端。

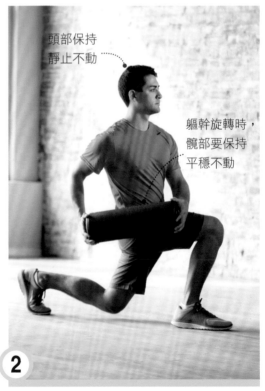

頭部保持靜止不動

軀幹旋轉時，髖部要保持平穩不動

2

右腳往前跨出，同時身體放低。眼睛朝前方，軀幹向右轉並將滾筒轉到右腿側。

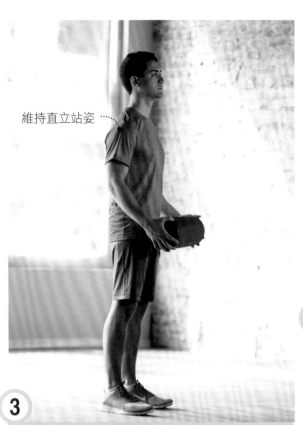

維持直立站姿

3

左腳施力下壓，緊縮臀肌，拉回右腳
同時將軀幹轉回起始位置。

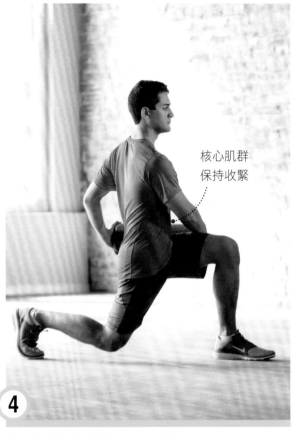

核心肌群
保持收緊

4

換左邊重複相同動作。弓步轉體
左右交替各做 10 次。

功 效

此運動能改善肌肉對稱
性。它有助於提升雙側失
衡者（例如高爾夫球員）的
平衡性，也能讓久坐辦公
桌的人在工作時能維持
良好姿勢。

○ 變化動作

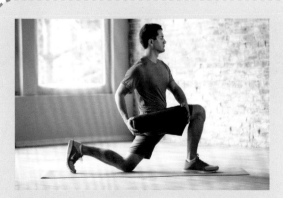

降低難度。 可以單膝跪地，先做一邊的轉體動作
連續 10 次，再回到站姿。換另一腿膝蓋跪地，
做轉體動作 10 次。

夾腿椅式蹲
Adductor Chair Squat

這個進階蹲舉動作，有助於提升全身的協調性。把滾筒夾在大腿之間用力夾緊，更具挑戰性。這是一個能夠伸展身體且增強大腿內收肌力的好運動。

目標肌群

這個運動主要針對的是肩膀三角肌、腹肌、臀肌、股四頭肌和小腿後方的腓腸肌。它們對於動作效率和姿勢體態而言非常重要。

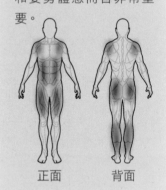

正面　　　背面

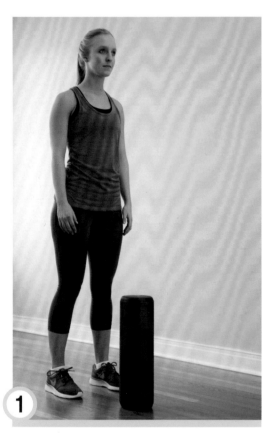

1 直立站好，雙腳打開與肩同寬，腳尖朝前。

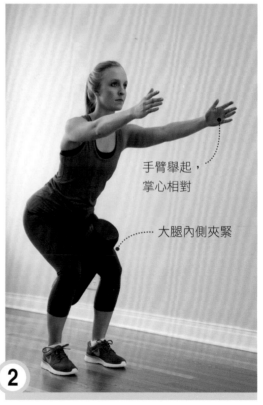

手臂舉起，
掌心相對

大腿內側夾緊

2 將滾筒放在大腿內側中間。髖部彎曲，骨盆向後坐，同時膝蓋彎曲。將手臂伸直逐步往上抬高。

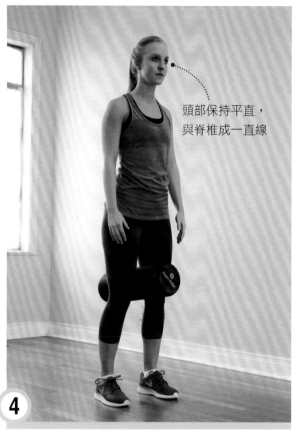

頭部保持平直，
與脊椎成一直線

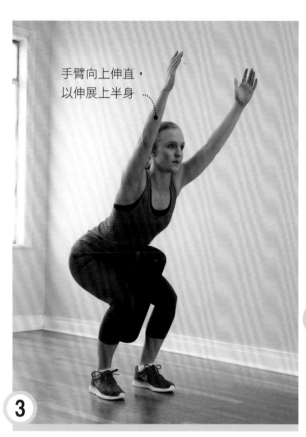

手臂向上伸直，
以伸展上半身

4

把手臂放下，起身往上回到起始位置，收緊臀肌，
抬高髖部。重複這個運動 10 至 15 次。

3

往下蹲低到仍感覺舒適的程度，雙臂向上舉高，
直至與背部對齊成一直線。

功效

這個椅式蹲的運動可以加強
膝關節穩定肌群的平衡性，
包括髖外展肌（大腿外側）、
髖內收肌（大腿內側），
能平均分配髖部承受
的重量。

 變化動作

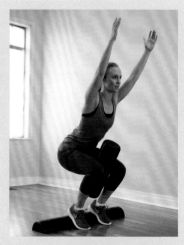

降低難度。可
以在腳後跟墊
一個半圓形滾
筒，讓髖部容
易蹲得較低。

髖屈肌放鬆
Hip Flexor Release

長時間開車或久坐辦公室的人，髖部肌肉容易緊繃。髖屈肌群是其中最未被開發的部位，可利用這個運動來伸展髖屈肌群，以恢復此處肌肉的柔軟性。

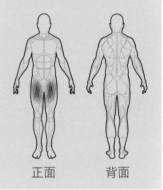

目標肌群

這個運動主要針對的是髖屈肌群、腰大肌和髂肌，這些肌肉起自骨盆，止於大腿，負責髖部的動作。

正面　　　背面

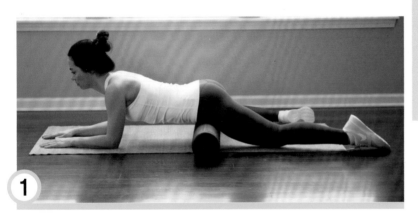

1

採俯臥姿，在左髖部下方放一個滾筒，右腿彎曲側伸以支撐身體右側，前臂平貼於地撐起上半身。

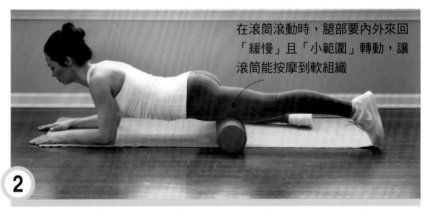

在滾筒滾動時，腿部要內外來回「緩慢」且「小範圍」轉動，讓滾筒能按摩到軟組織

功效

藉由讓下背部和骨盆連接處恢復平衡，去放鬆緊繃的髖屈肌群，進而減輕慢性下背部的疼痛。

2

利用雙臂拉和右腿推的力量，以 20 到 30 秒的時間，慢慢將滾筒從髖部滾動到大腿中間。然後換腿，將滾筒移至右髖部，重複相同的動作。

髖屈肌重點放鬆
Targeted Hip Flexor Release

當你坐著的時候，髖屈肌群會縮短，此時肌肉的血液循環會變差，容易產生肌肉結節。劇烈的跑步和攀爬運動也是導致這些疼痛點的原因之一。做這個放鬆運動，能讓髖屈肌群恢復健康。

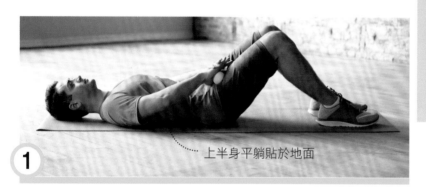

1

上半身平躺貼於地面

採仰臥姿，雙膝彎曲。將按摩球放在右髖屈肌群上，肚臍和右髖骨的中間。

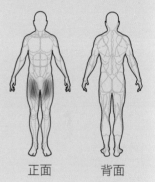

用對側手推壓，並以緩慢且小範圍繞圈方式滾動按摩球去按壓髖屈肌群。

2

右膝放低，在右髖屈肌群上滾動按摩球 20 到 30 秒。然後換成左膝放低，重複相同動作，按摩左髖屈肌群。

TIP
如果髖部緊繃、柔軟性太差，可以放枕頭在膝蓋下面輔助支撐，會比較舒服。

髖旋轉肌重點放鬆
Targeted Hip Rotator Release

梨狀肌是深藏於臀部肌群之下的小塊髖旋轉肌，容易因久站或久坐而發炎，導致梨狀肌壓迫到坐骨神經。按摩這塊肌肉裡的結節，對身體健康而言非常重要。

目標肌群

這個運動主要針對的是梨狀肌，位於臀部肌群下面的一塊小肌肉。它能在各種髖部姿勢當中讓股骨外轉和外展。

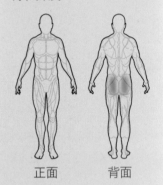

正面　　　背面

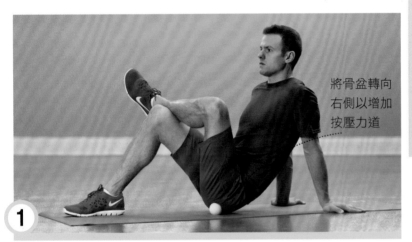

將骨盆轉向右側以增加按壓力道

1

坐在地上，將按摩球放在左臀之下。
將左腳踝交叉疊放在右膝蓋上面。

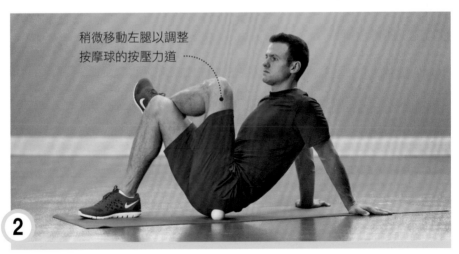

稍微移動左腿以調整按摩球的按壓力道

2

利用手臂的推力，將球往後緩慢滾動至臀肌上方的區域。

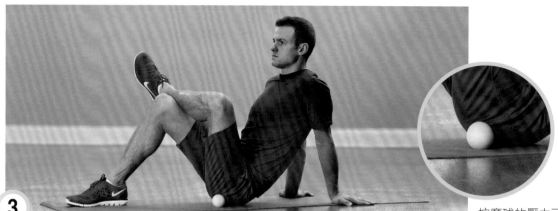

3

將球往前滾動至臀肌中間。持續滾動按摩
整塊左側梨狀肌 20 到 30 秒。

按摩球的壓力可
能會加劇梨狀肌
的疼痛，可以改
坐在軟一點的表
面以減輕疼痛。

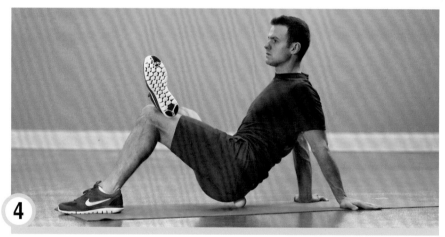

4

將按摩球移至右側臀肌之下，重複相同動作。

TIP

為了在放鬆梨狀肌的
激痛點之後，能減輕坐骨
神經的壓力，就必須鍛鍊
強化梨狀肌，可試著做
蚌式髖部旋轉
(p.56)。

○ **變化動作**

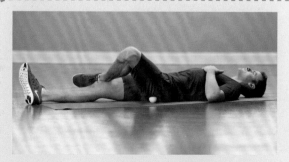

降低難度。減輕按摩力道，可讓按摩側
的腿彎曲，並將球放在臀肌下面。

髖旋轉肌抬腿
Hip Rotator Raise

為了讓下肢的活動更為穩健，可藉由這個運動去活化刺激髖部的深層肌肉。這些肌肉能旋轉髖部，控制走路時不會跌倒。但是這些肌肉若很少使用，會導致坐骨神經痛和周邊肌肉過度使用而疲勞失衡。

目標肌群

這個運動主要針對的是梨狀肌，是臀部的深層旋轉肌，位於臀部肌群下面。它能外轉並穩定髖關節。

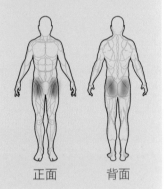

正面　　　背面

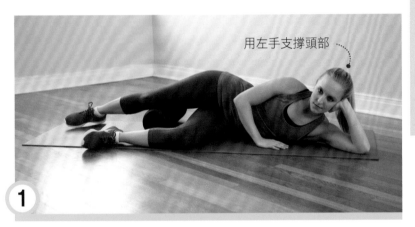

用左手支撐頭部

1

往左側躺，右腿伸直，並將滾筒放在右膝側邊下方。左膝和左髖部彎曲成 90 度。

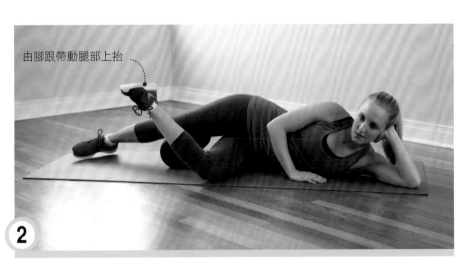

由腳跟帶動腿部上抬

2

固定好左腿和左膝的位置，從髖關節處慢慢地往上旋轉左腿，直到旋轉幅度的極限為止。

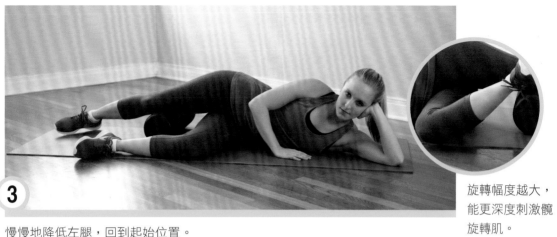

3

旋轉幅度越大，
能更深度刺激髖
旋轉肌。

慢慢地降低左腿，回到起始位置。
重複相同動作 10 到 15 次。

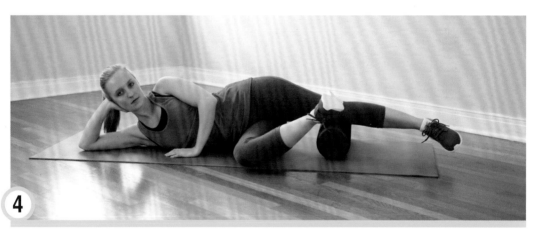

4

身體翻過來往右側躺，針對右髖旋轉肌，
重複相同動作 10 到 15 次。

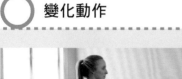

變化動作

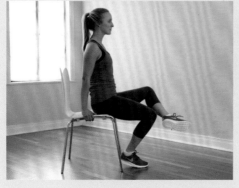

降低難度。 可以
坐在椅子邊上，
讓腿部在身體前
方旋轉，旋轉幅
度可以更大。

TIP
髖部周邊的大肌肉要
放鬆，才能加強深層肌肉
收縮。如果周邊大肌肉也
處於活躍狀態，就很難收
縮到像梨狀肌這種
小肌肉。

蚌式髖部旋轉

Clamshell Hip Rotation

這個運動能強化外側大腿,讓你變得不容易受傷,並能對抗跑者膝之類的腿部疾患。在開始從事運動前,先做這個啟動肌肉的旋轉運動,能讓膝關節與腳踝、髖部就正確位置對齊。

目標肌群

主要是針對臀中肌、闊筋膜張肌、髖外展肌。這些肌肉起於骨盆,向下延伸至大腿。能穩定膝蓋和骨盆,並向外拉動腿部。

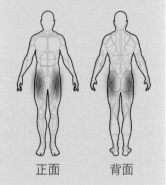

正面　　背面

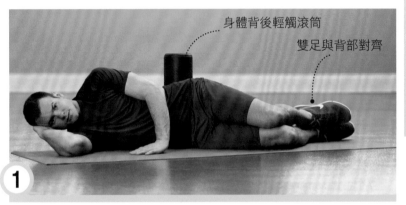

身體背後輕觸滾筒

雙足與背部對齊

1

身體往右側躺,兩腿重疊,雙膝彎曲成 90 度。
滾筒貼在骨盆後方。

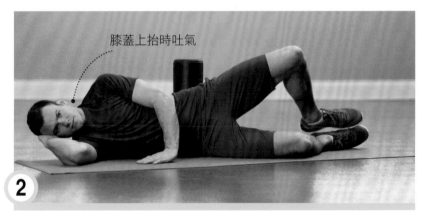

膝蓋上抬時吐氣

2

左膝盡可能地往上抬高,在最高點維持姿勢
約 1 秒鐘。保持軀幹不動。

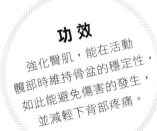

功效

強化臀肌,能在活動髖部時維持骨盆的穩定性,如此能避免傷害的發生,並減輕下背部疼痛。

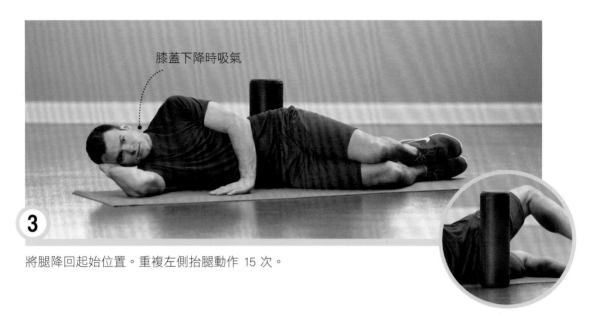

膝蓋下降時吸氣

3 將腿降回起始位置。重複左側抬腿動作 15 次。

如果滾筒被碰到移位，表示某部位比較強壯的肌肉正在為較弱的髖部進行代償，應避免。

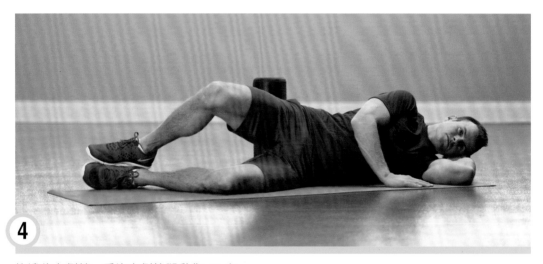

4 換邊往左側躺，重複右側抬腿動作 15 次。

TIP
若想增加難度，可請一位夥伴用手在你的膝蓋上抬時，從膝蓋外側施加壓力，讓抬腿的過程更吃力。

臀部肌群放鬆
Gluteal Group Release

長時間久坐，會讓維持身體直立的臀部肌群缺乏活動。滾動這個區域能恢復髖部的柔軟性，進而穩定下背部和膝蓋。很適合納入健身之前的例行暖身運動。

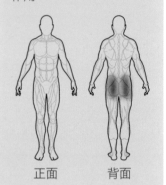
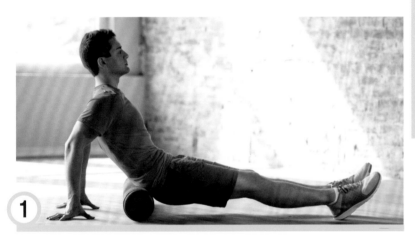

坐在滾筒上，雙手置於身後的地板以支撐身體。雙腿朝前伸直。

功效

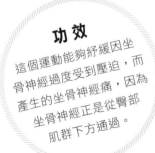

這個運動能夠紓緩因坐骨神經過度受到壓迫，而產生的坐骨神經痛，因為坐骨神經正是從臀部肌群下方通過。

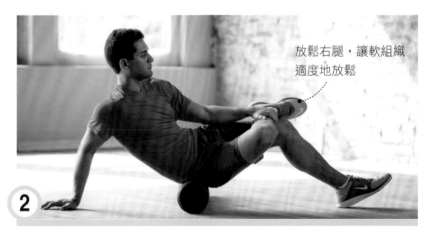

放鬆右腿，讓軟組織適度地放鬆

將右腳踝放在左膝蓋上，將重量移至右側臀肌。左膝彎曲以增加壓力。

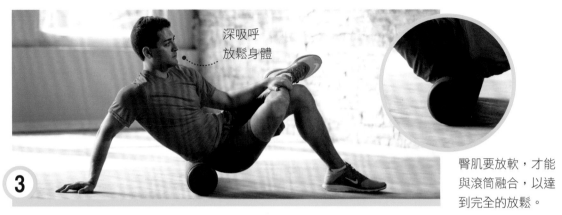

深吸呼
放鬆身體

臀肌要放軟，才能
與滾筒融合，以達
到完全的放鬆。

3 利用右手臂的推力和左腳的拉力，
將滾筒往後滾動至腰部位置。

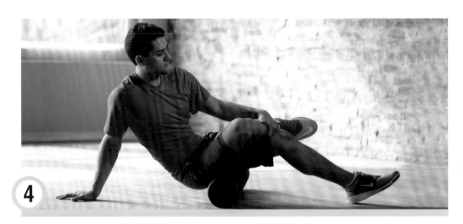

4 身體往前讓滾筒滾到大腿頂端，持續讓滾筒
在整個右臀來回滾動 20 到 30 秒。

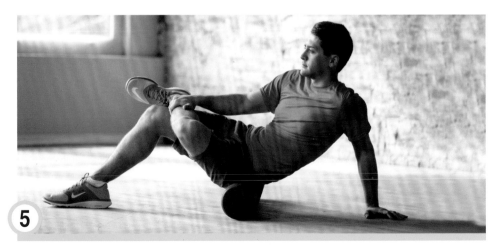

5 換左邊膝蓋彎曲，重複相同動作按摩左側臀肌。

臀部肌群重點放鬆

Targeted Gluteal Group Release

生活中有許多動作（也包括缺乏運動）會導致整個臀肌中產生一些結節。雖然滾筒能讓臀肌恢復柔軟性，但按摩球更適合針對肌肉結節處做重點按摩，讓肌肉更健康並免於疼痛。

目標肌群

這個運動主要針對的是臀大肌和臀中肌，用於支撐髖部以上的身體直立，並有助於骨盆穩定。

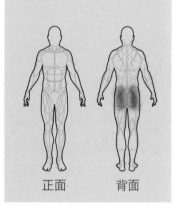

正面　　　　背面

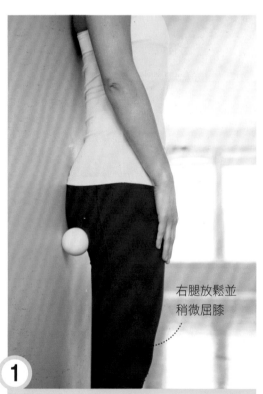

右腿放鬆並稍微屈膝

1 身體站直，把按摩球夾在牆面與右臀部肉最厚的地方。臀部向後往球上靠。

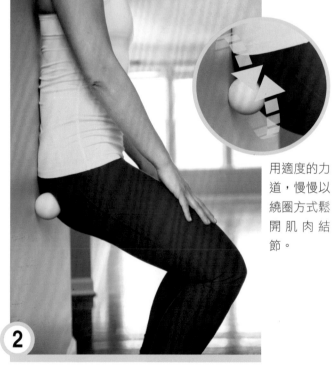

用適度的力道，慢慢以繞圈方式鬆開肌肉結節。

2 彎曲膝蓋，讓球滾遍整塊臀肌。若找到任何疼痛點，就以繞圈方式按摩該處 20 到 30 秒。

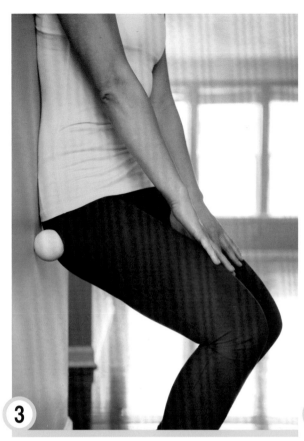

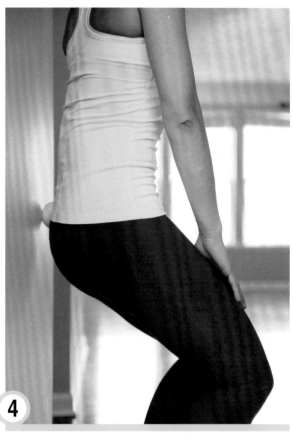

骨盆稍向右轉，將按摩力道集中在右臀肌的外側。讓球滾遍整塊肌肉，並針對特別疼痛的點轉動按摩 20 至 30 秒。

將球移至左側臀肌，重複相同動作。

TIP
為了避免臀中肌缺乏運動，在久坐一段時間之後，必須走動散步一下。一直坐著，會讓臀肌的血液循環不良，進而導致肌肉結節的產生。

 變化動作

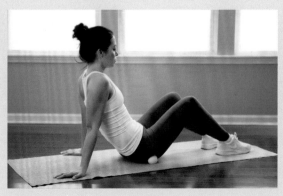

增強力道。可在地板上坐著，並將球壓在臀肌下面來做。

橋式抬臀
Gluteal Bridge

因為久坐的習慣而使得臀肌容易缺乏運動，利用橋式抬臀就可以強化臀肌，並讓周遭組織恢復平衡。若你經常長時間坐在車裡或是坐在桌前，這個運動可以大幅改善動作品質。

目標肌群
這個運動主要針對臀肌的三處肌肉和大腿後側的腿後肌。這些肌肉共同運作能提供從坐姿站起身與爬樓梯所需的強大力量。

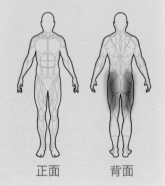

正面　　　背面

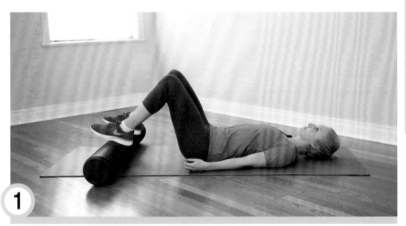

1 仰躺於地面，雙臂放於身側。雙腳放在滾筒上，打開與髖部同寬，膝蓋彎曲成 90 度。

注意
為了避免下背部拉傷，收小腹以產生向外的壓力，同時脊椎要維持微彎的中立位。

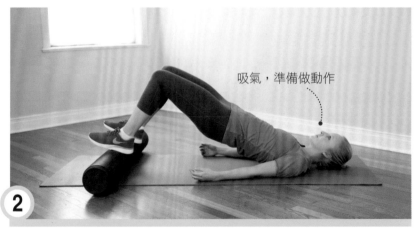

吸氣，準備做動作

2 髖部上抬，直到與大腿對齊成直線，同時感覺到臀肌緊縮。

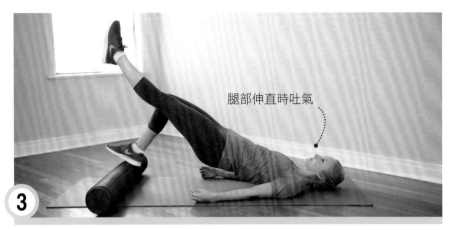

腿部伸直時吐氣

3 保持髖部上抬姿勢，左腿抬高向外伸直。

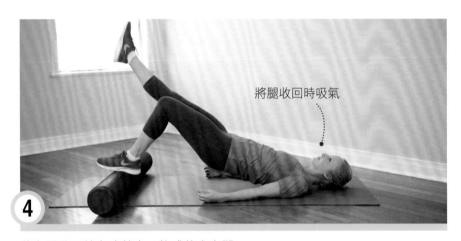

將腿收回時吸氣

4 將左腿收回放在滾筒上，換成伸直右腿。
過程中，髖部要保持上抬。

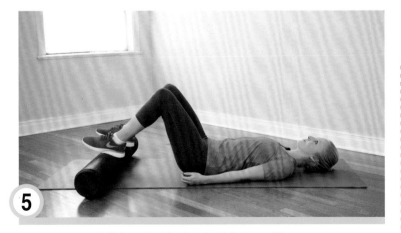

5 將右腿收回至滾筒上，將髖部降回起始位置。重複
這個運動 10 至 15 次，或直到肌肉感到疲勞。

 變化動作

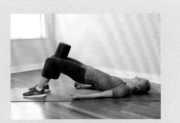

提高難度。可將滾筒夾在
雙膝之間，大腿內側肌肉
用力夾緊。

直腿橋式抬腿
Straight-Leg Gluteal Bridge

髖部的穩定性與腿部的活動度,會有衰弱不對稱的情況。為了讓跑步之類的活動更有效率,可藉助這個運動強化髖部、核心肌群和腿後肌,在做單腿站立和側向動作時能更平穩。

目標肌群

這個運動主要針對的是臀部肌群、腿後肌和腹部肌群。它們具有穩定骨盆以及驅動髖部產生動作的作用。

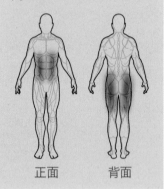

正面　　　　背面

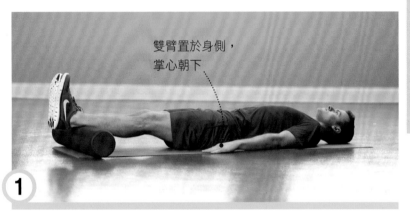

雙臂置於身側,掌心朝下

1

仰躺於地面,並將滾筒置於腳踝下面。
雙腿伸直,腳趾朝上。

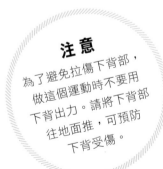

注意
為了避免拉傷下背部,做這個運動時不要用下背出力。請將下背部往地面推,可預防下背受傷。

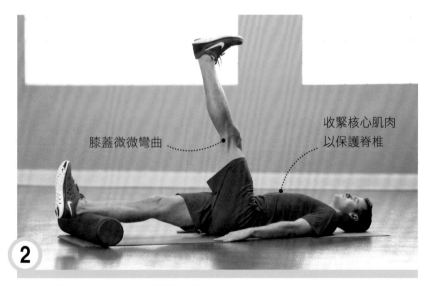

膝蓋微微彎曲

收緊核心肌肉以保護脊椎

2

將左腿往上抬高,直到感覺左大腿後側的腿後肌有拉緊的感覺。

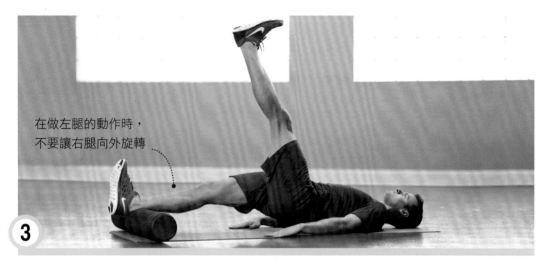

在做左腿的動作時，
不要讓右腿向外旋轉

3 收縮右臀肌，將髖部往上抬離地面 8-15 公分。

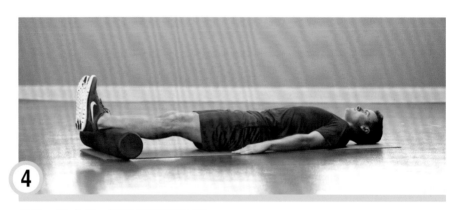

4 維持 2 秒之後，讓髖部和腿部下降。
重複左腿動作 10 次。

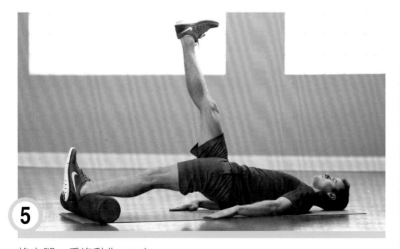

5 換右腿，重複動作 10 次。

 變化動作

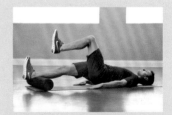

降低難度。如果覺得上抬腿
的腿後肌過於緊繃，可以將
膝蓋彎曲成 90 度。

股四頭肌放鬆
Quadriceps Release

用滾筒滾動大腿前側的股四頭肌，可以很快地改善膝部與下背部的健康。只要膝關節的柔軟性良好，就能連帶幫助腿後肌充分收縮，進而平衡周遭區域的張力。這個放鬆運動非常適合長時間開車或坐了一整天之後做。

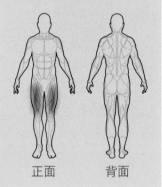
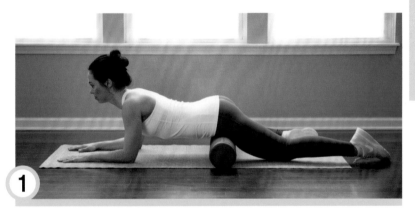

俯臥於地，在左大腿下面放一個滾筒，右大腿放於地面。
以雙手前臂做為支撐，將身體往上抬高。

功效
按摩股四頭肌，能平衡整個腿部過度使用的肌肉，能放鬆膝關節，讓腿後肌能夠充分收縮。

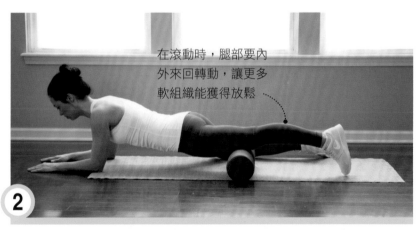

在滾動時，腿部要內外來回轉動，讓更多軟組織能獲得放鬆

利用手臂和右腿產生拉力，讓滾筒往下滾至膝蓋。

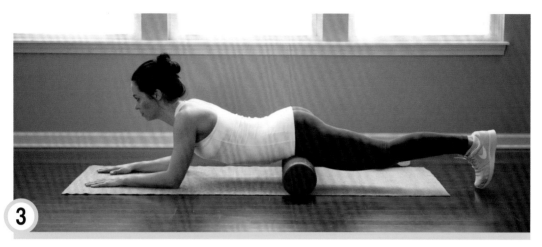

 往上滾至大腿頂端。持續來回滾動整塊股四頭肌 30 至 40 秒。

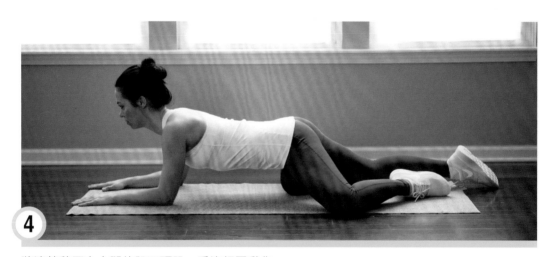

4 將滾筒移至右大腿的股四頭肌，重複相同動作。

變化動作

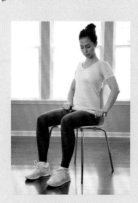

降低難度。
可以坐在椅子上用按摩棒在股四頭肌上滾動。

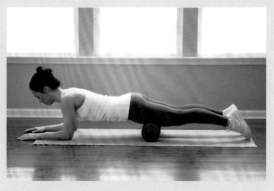

減輕力道。
可將兩腿併攏靠在滾筒上面。

股四頭肌重點放鬆
Targeted Quadriceps Release

股四頭肌是力量很大的大肌群，若這裡產生結節，會導致膝蓋和髖部周圍的疼痛。最好能經常做這個運動消除結節，就能大幅減輕下背部疼痛。

目標肌群

這個運動主要針對的是位於大腿前側的股四頭肌群的四個頭，包括股直肌、股外側肌、股中間肌和股內側肌。

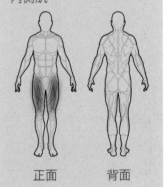

正面　　　背面

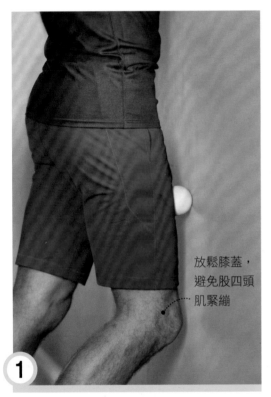

放鬆膝蓋，避免股四頭肌緊繃

1 面向牆面，右膝微微彎曲，將軟式棒球或網球夾在牆面與右腿股四頭肌中段之間，腿部往球上靠。

以繞圈方式，用適度的力道持續按摩以化解肌肉結節。

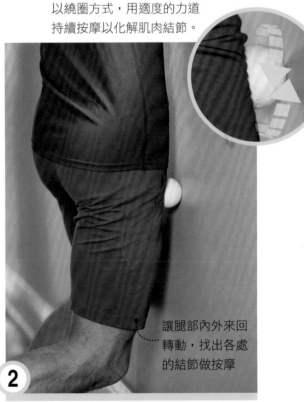

讓腿部內外來回轉動，找出各處的結節做按摩

2 彎曲膝蓋將球往上滾至髖部。若發現到疼痛點，就以繞圈方式按摩疼痛點 20-30 秒。

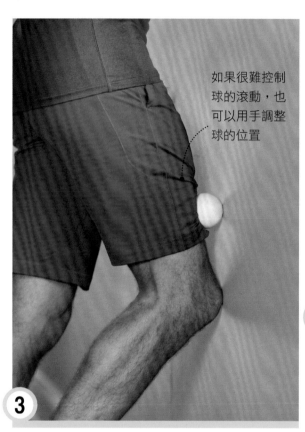

如果很難控制
球的滾動，也
可以用手調整
球的位置

3

膝蓋盡量伸直，讓球能往下滾至膝蓋，
並針對特別疼痛的點，按摩 20-30 秒。

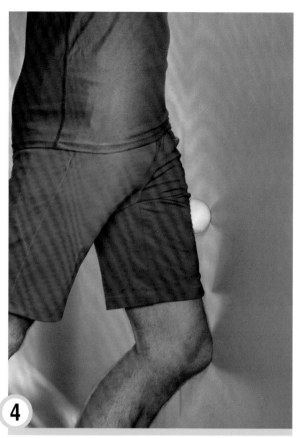

4

將球移至左腿，重複相同動作去
按摩左腿的股四頭肌。

功效

因為股直肌主司
髖關節的彎曲動作，這
個運動能幫助久坐和
有轉移痛和肌肉結節
問題的人。

 變化動作

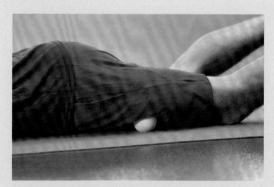

增強力道。可以俯臥於地，將曲棍球
放在股四頭肌的下方做按摩。

大腿外側和髖部放鬆
Outer Thigh And Hip Release

這是滾筒運動當中很常見的動作，可以讓經常過度使用的大腿外側得到放鬆。此運動針對膝關節外側主要的穩定肌進行按摩，這些肌肉很容易因為髖部和大腿外展肌缺乏運動而緊繃。

目標肌群

這個運動主要針對的是闊筋膜張肌，這塊肌肉與位於大腿外側的髂脛束韌帶相連，有穩定骨盆和膝蓋的作用。

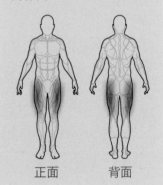

正面　　　　背面

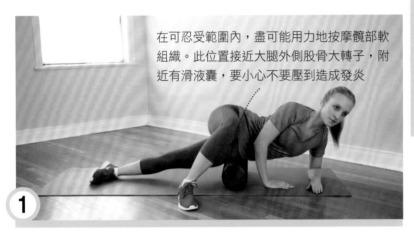

在可忍受範圍內，盡可能用力地按摩髖部軟組織。此位置接近大腿外側股骨大轉子，附近有滑液囊，要小心不要壓到造成發炎

1

往左側躺，將滾筒放在左髖部下方。右腳掌側平貼於地。用左前臂支撐身體往上抬高。

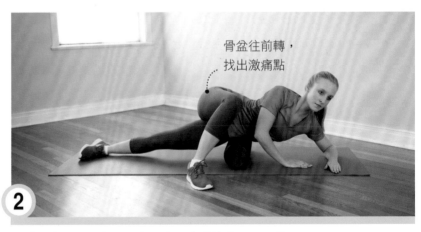

骨盆往前轉，找出激痛點

2

在髖骨與骨盆骨之間，上下來回滾動按摩 20-30 秒。然後將滾筒移至右髖部，重複相同的動作。

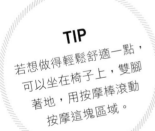

TIP

若想做得輕鬆舒適一點，可以坐在椅子上，雙腳著地，用按摩棒滾動按摩這塊區域。

髖部外側重點放鬆
Targeted Outer Hip Release

這個針對激痛點的運動，能夠直接幫助放鬆髖部的壓痛處，尤其是運動員特別需要。紓緩這個區域，可讓沿著大腿外側的髂脛束拉長。這個放鬆運動能夠改善整個腿部的循環。

目標肌群

這個運動主要是針對髖部外側的闊筋膜張肌，和臀部外側的臀中肌，具有穩定膝蓋側向活動的作用。

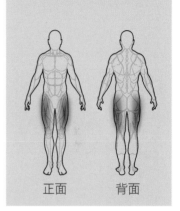

正面　　背面

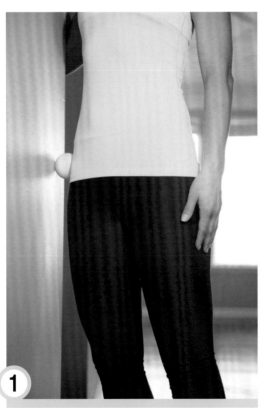

1

身體站直，將按摩球夾在牆面和右髖部軟組織之間，將髖部往球上靠。

以繞圈方式，用適度的力道持續按摩，直到疼痛消失。

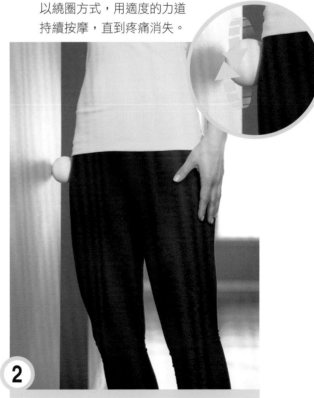

2

彎曲右膝，上下來回滾動整個右髖部 20-30 秒。然後換到左髖部，重複相同動作。

腿後肌放鬆
Hamstrings Release

要使肌肉達到最佳效益，就應讓肌肉經常以各種長度
伸縮。如果你整天坐著或站著，膝蓋和髖部的活動量
少，腿後肌的長度固定不變，就很容易變得緊繃。只
要常利用滾筒按摩此處，就可紓解肌肉緊繃所造成的
轉移性下背痛與膝蓋痛。

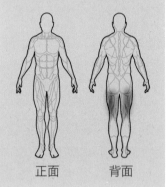

目標肌群
這個運動針對的是位於大
腿後側，組成腿後肌的三
塊肌肉，它們負責膝蓋彎
曲和髖部伸展的動作。

正面   背面

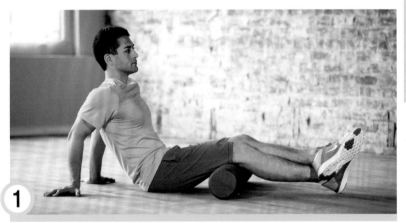

1

坐在地板上，把滾筒置於右腿腿後肌下方。
將左腳踝交叉置於右腳踝上面。

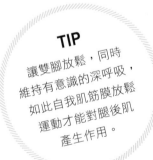

TIP
讓雙腳放鬆，同時
維持有意識的深呼吸，
如此自我肌筋膜放鬆
運動才能對腿後肌
產生作用。

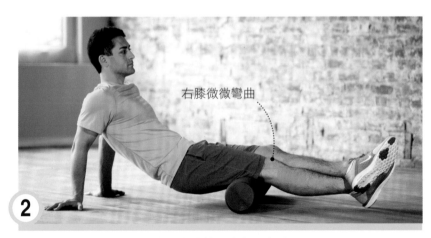

右膝微微彎曲

2

抬起髖部，利用手臂的推力，將滾筒往上朝臀部滾。

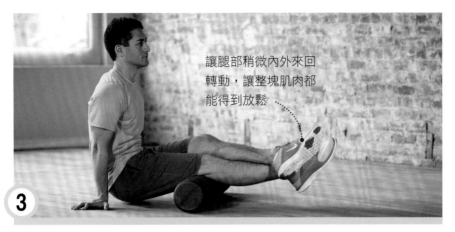

讓腿部稍微內外來回
轉動，讓整塊肌肉都
能得到放鬆

3

往下滾至右膝。持續縱向來回滾動整塊腿後肌 30-40 秒。

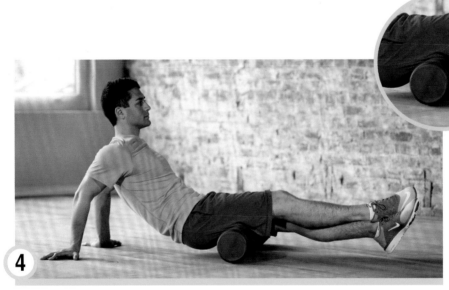

放鬆腿後肌需
要較大的力量
才夠，所以需
要利用身體的
重量去推壓。

4

將滾筒移至左腿腿後肌，重複相同的動作。

● 變化動作

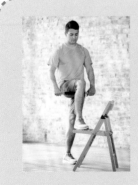

降低難度。將
一隻腳放在椅
子上，用按摩
棒滾動按摩腿
後肌。

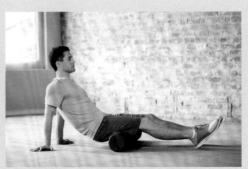

減輕力道。兩隻
腳踝不交叉，同
時按摩兩條腿。

腿後肌重點放鬆
Targeted Hamstrings Release

紓解腿後肌的激痛點，能產生正向的連鎖效應，有助於改善身體整體的健康狀況。這個運動能減輕膝蓋以及大腿後側的疼痛。它甚至可以治療頭痛，以及因緊繃縮短的腿後肌而導致的轉移性頸部疼痛。

目標肌群

這個運動針對的是腿後肌的三個肌肉：股二頭肌、半腱肌、半膜肌。它們能驅動髖部產生彎曲和伸展的動作。

正面　　　　背面

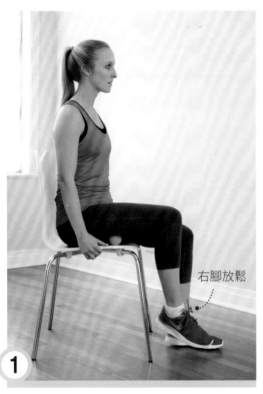

右腳放鬆

1 坐在椅子上，把按摩球放在右大腿下方。右膝蓋彎曲成 90 度，雙手抓穩椅子兩側邊緣。

在激痛點位置持續做繞圈動作，直到血液循環恢復，疼痛也得以紓解。

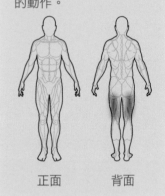

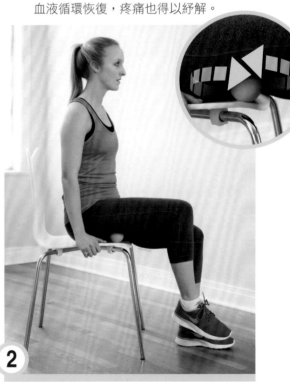

2 身體向前滑動，讓球往後滾至臀部。發現疼痛點時，以繞圈的方式進行按摩 20-30 秒。

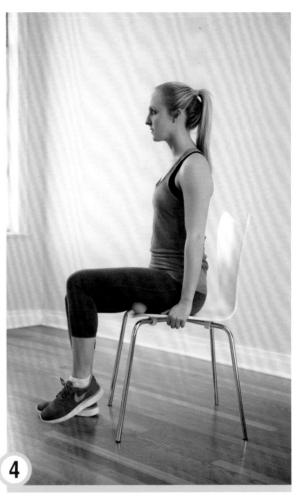

將按摩球移至左大腿，重複相同的運動，
按摩左腿的腿後肌。

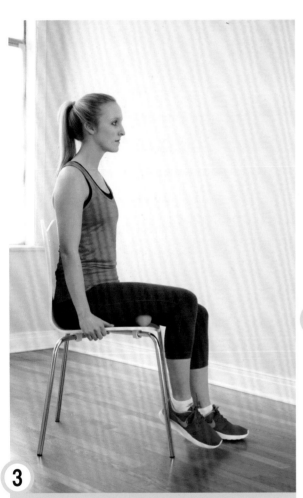

藉由身體向後滑動，讓球往前滾至靠近膝彎。
找到每個特別疼痛的點，各按摩 20-30 秒。

TIP

若想加重激痛點的按摩
力道，可抓住椅子兩側，
把身體重量往球上壓。不過，
想要消除這些疼痛點，採用
中等、適度的力道
最為恰當。

大腿內側放鬆

Inner Thigh Release

這個運動能活化髖部的深層肌肉，確保下肢動作的安全。大腿內側的肌肉能旋轉髖部，保持行走時身體直立。這些肌肉若缺乏活動，會導致坐骨神經痛以及其它肌肉過度使用等問題。

目標肌群

這個運動針對的是大腿內收肌群，其分佈範圍從大腿內側根部到膝蓋內側。這些肌肉能側向穩定膝關節，有助骨盆的穩定性。

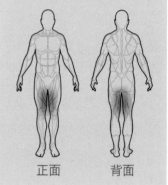

正面   背面

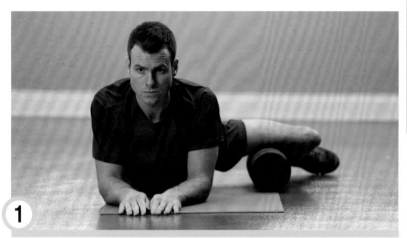

1

俯臥於地，以前臂支撐身體。左髖部和左膝蓋彎曲成 90 度，將滾筒放在左大腿下方。

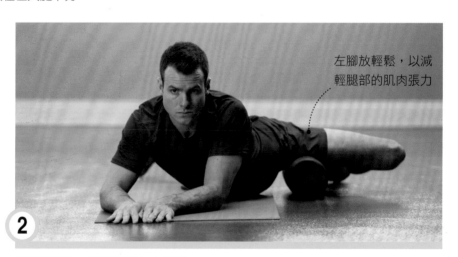

左腳放輕鬆，以減輕腿部的肌肉張力

2

利用雙臂和右腿將身體往左邊推，將滾筒往上滾至鼠蹊部。

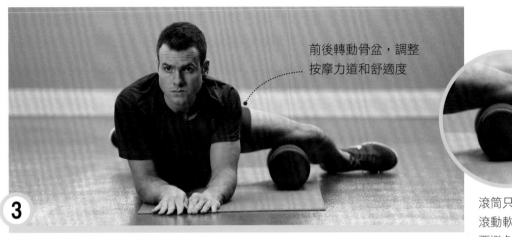

前後轉動骨盆，調整按摩力道和舒適度

滾筒只能用來滾動軟組織，要避免滾動膝關節骨頭。

3 往下滾動至膝蓋內側。在整個大腿內側來回滾動 20-30 秒。

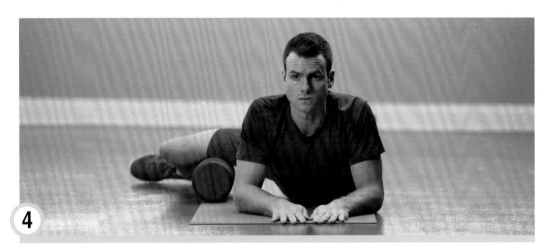

4 將滾筒移至右大腿，重複相同的動作。

變化動作

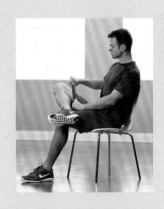

降低難度。可坐在椅子上，將一隻腳踝疊放在另一側的膝蓋上，用按摩棒按摩大腿內側。

功效
滾動大腿內側能減輕大腿外側的緊繃感。自我肌筋膜放鬆運動，能改善相互牽動的肌群間的平衡與協調性。

大腿內側重點放鬆
Targeted Inner Thigh Release

需要單腿著地的動作，像是走路、跑步、溜冰、滑雪等，都需要大量使用大腿內側肌群。這個區域的肌肉容易被過度使用而產生結節，卻又常被忽略而未妥善處理，因此按摩釋放此處的肌肉張力就很重要。

目標肌群

這個運動針對的是大腿內側的髖內收肌群裡的內收長肌、內收短肌和內收大肌。這些肌肉能讓兩隻大腿往身體中線內收。

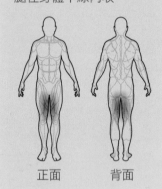

正面   背面

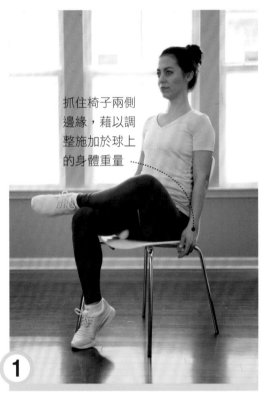

抓住椅子兩側邊緣，藉以調整施加於球上的身體重量

1

坐在椅子上，把球放在右大腿內側下方。將左腳踝交叉疊放於右膝上，並維持重量在右腿上。

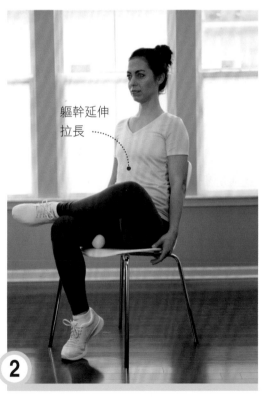

軀幹延伸拉長

2

身體向後滑動，讓球往前滾動至膝彎處。發現疼痛點時，以繞圈方式按摩約 25 秒。

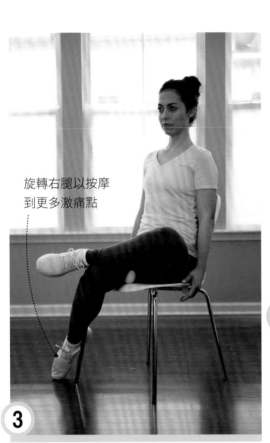

旋轉右腿以按摩
到更多激痛點

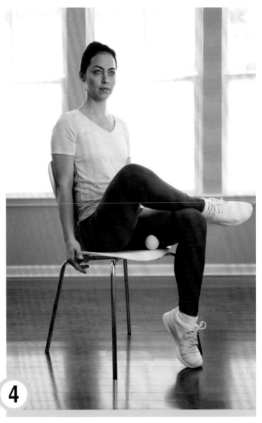

4

把球移至左大腿內側，重複相同的動作。

3

身體往前滑動，讓球向後滾動至臀部。
針對每個疼痛點，按摩 20-30 秒。

功效

這個運動能鬆開因重摔
所產生的肌肉結節。大腿內
側肌肉會迅速作用以減緩
跌勢，但快速的反應
可能會拉傷肌肉。

 變化動作

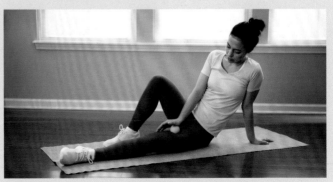

減輕力道。可用對側手將球往大腿內側推壓按摩。

膝關節放鬆

Knee Release

長時間坐或站著，會增加膝關節的張力，這個運動利用簡單的小動作就能放鬆此處的壓力。此運動在開始訓練下半身之前做特別有幫助，它能讓腿部肌肉柔軟性更好，比較不容易受傷。

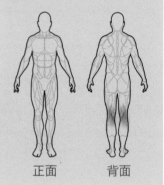
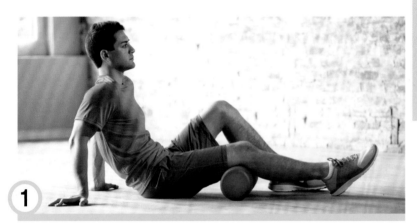

坐在地板上，把滾筒放在右膝下方。
左腳掌平貼於地面做為支撐。

有意識地深呼吸

功效

放鬆膝關節有助於大腿主要肌肉的正常運作。許多肌肉在運動時都會需要膕肌的輔助，因此很容易過度使用。

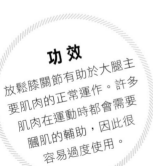

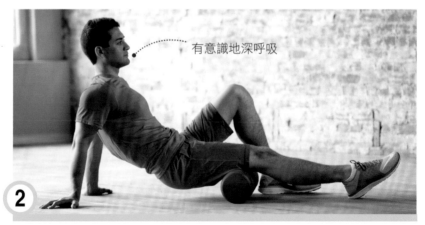

抬高髖部，右膝微微彎曲。藉助雙臂的推力和
左腳的拉力，將滾筒往上滾至大腿。

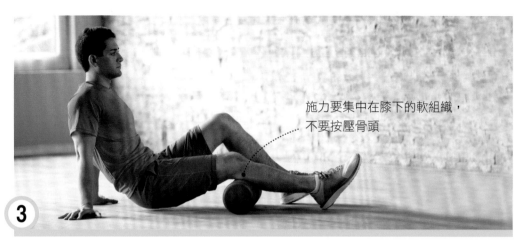

施力要集中在膝下的軟組織，
不要按壓骨頭

3 往下滾至小腿肚的頂端。持續來回滾動整個膝窩 20-30 秒。

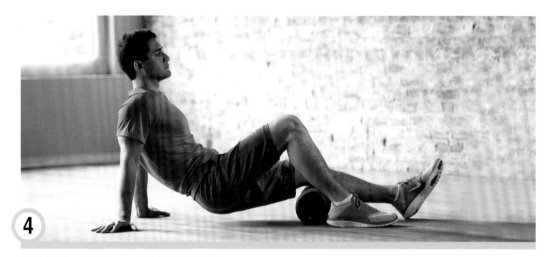

4 將滾筒移至左膝下，重複相同的動作。

⃝ 變化動作

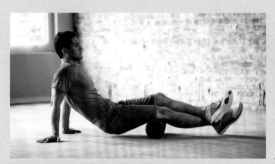

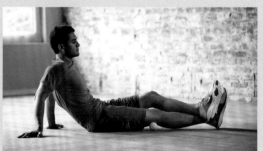

增強力道。可以讓兩隻腳踝交叉疊放，
將重量移至想要重點按摩的軟組織。

重點按摩。可用按摩球取代滾筒，
比較容易按摩到特定的小肌肉。

小腿脛部放鬆
Shin Release

這個部位容易因為在堅硬表面上的重複動作,而發生過度使用的情況。脛骨附近的肌肉會因此變得緊繃疼痛。在進行具衝擊性的下半身活動之前,先按摩脛部肌肉,能增強腿部吸收衝擊的能力。

目標肌群

這個運動針對的是緊臨脛骨的脛前肌和伸趾長肌,它們主司許多足部動作。

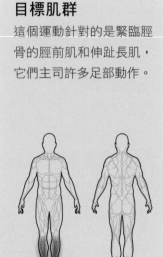

正面　　　背面

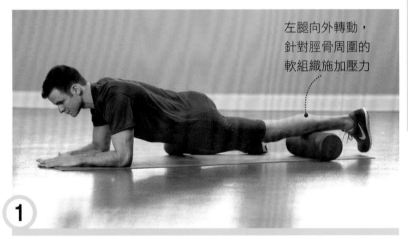

左腿向外轉動,針對脛骨周圍的軟組織施加壓力

1

俯臥於地,將滾筒放在左小腿脛部下方,右膝向外側伸出於地面做為施力點。利用前臂將身體往上撐高。

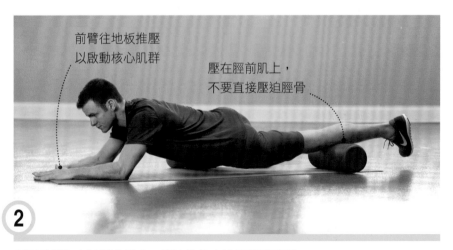

前臂往地板推壓以啟動核心肌群

壓在脛前肌上,不要直接壓迫脛骨

2

利用前臂和右膝蓋的推力,將滾筒往上滾至膝蓋底緣。

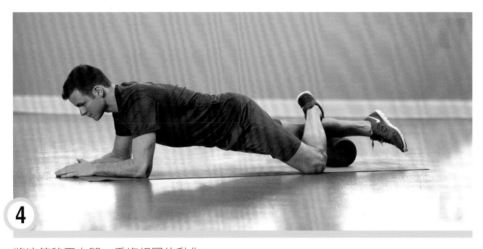

腳放鬆

可以將另一隻
腳的腳踝放在
小腿肚上，增
加對脛前肌的
按摩力道。

3

往下滾至腳踝。持續來回滾動按摩整個小腿脛部 20-30 秒。

4

將滾筒移至右腿，重複相同的動作。

TIP

為了減輕脛前疼痛，需要
經常放鬆脛前肌。跑者和
自行車騎士這個部位的
肌肉很容易發炎，疼痛
感會更為劇烈。

○ **變化動作**

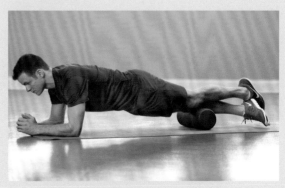

增強力道。可以雙腳交叉，
集中重量在一條腿上。

小腿脛部重點放鬆

Targeted Shin Release

如果你經常在崎嶇不平的表面四處走動，小腿前側可能會產生很多肌肉結節，而這些結節會引發轉移性足部疼痛。做這個運動可紓緩小腿脛部附近、大拇趾和小腿肚的疼痛和肌肉緊繃。

目標肌群

這個運動針對的是位於脛骨外側的脛前肌，這塊肌肉主司許多足部動作。

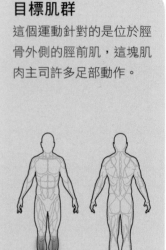

正面　　　背面

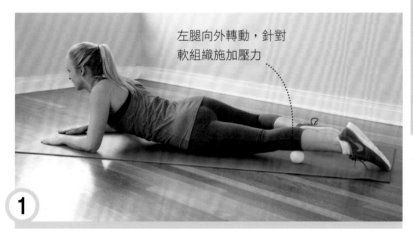

左腿向外轉動，針對軟組織施加壓力

俯臥於地面，將球放在左小腿脛部肌肉之下。
右膝向外伸出於地面做為施力點。

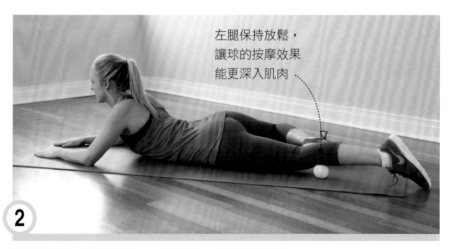

左腿保持放鬆，讓球的按摩效果能更深入肌肉

藉助雙臂和右膝蓋的推力，把球往上滾至膝蓋下緣。
發現疼痛點時，以繞圈方式按摩 20-30 秒。

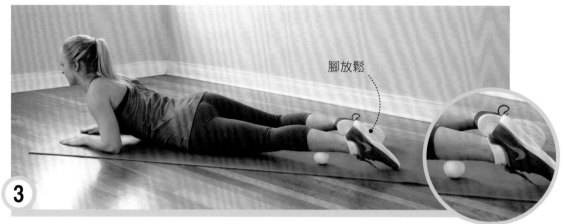

腳放鬆

3 把球往下滾至腳踝，遇到疼痛點時，按摩 20-30 秒。

轉動足部以減輕壓到脛骨的力量，以持續繞圈的動作去鬆開肌肉結節。

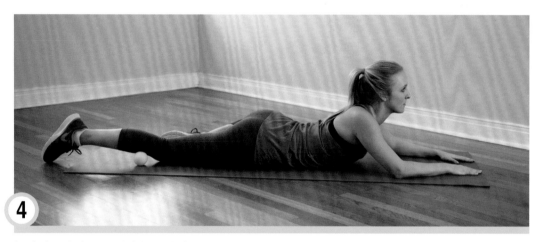

4 把球移至右小腿，重複相同的動作。

注意
為了避免刺激已經發炎的軟組織，在按摩肌肉時不要一下子施力過重，而是要逐漸增加力道。

 變化動作

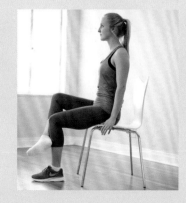

降低難度。 坐在椅子上，用腳後跟去施壓按摩肌肉結節。

小腿肚按摩
Calf Massage

有很多職業傷害會造成小腿後側肌肉疲勞、緊繃、反應遲鈍，做這個運動能讓小腿肌肉恢復正常功能。要從事下半身運動（尤其是涉及跳躍動作的彈震式運動）前，可先滾動按摩這個區域。

目標肌群

這個運動針對的是小腿後側的脛後肌、腓腸肌、比目魚肌。這些肌肉掌管足部的動作，例如踮腳尖等。

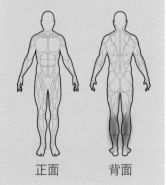

正面   背面

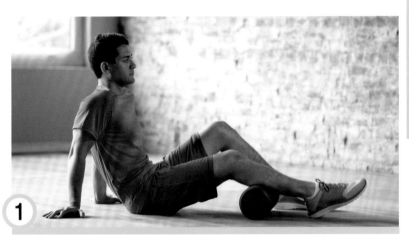

1 坐在地板上，將滾筒放在右小腿肚下方。
左腳掌穩定平貼於地面做為支撐。

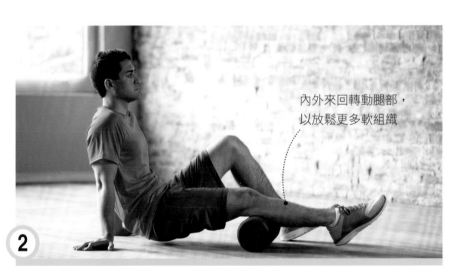

內外來回轉動腿部，以放鬆更多軟組織

2 抬高髖部，藉助雙臂和左腳的推力，
將滾筒往上滾至膝窩。

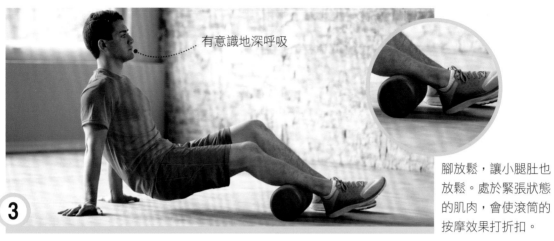

有意識地深呼吸

腳放鬆，讓小腿肚也
放鬆。處於緊張狀態
的肌肉，會使滾筒的
按摩效果打折扣。

3

往下滾至腳踝。持續上下來回滾動
按摩整塊小腿肚 20-30 秒。

功效
按摩小腿肚可以加強
其吸收衝擊力和抑制肌
肉振動的能力，進而
降低發生脛部疼痛
的機率。

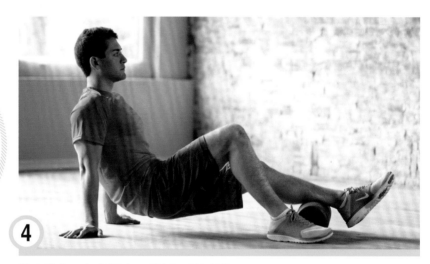

4

將滾筒移至左小腿肚，重複相同的動作。

變化動作

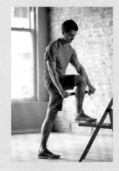

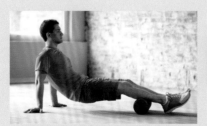

減輕力道。 可兩腿併排放在
滾筒上同時按摩。

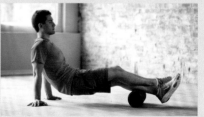

增強力道。 可兩腿交叉，把重量轉移
至要按摩的單側小腿肚上。

降低難度。 把腳放在椅
子上，用按摩棒按摩。

小腿肚重點放鬆
Targeted Calf Release

這個重點加強的按摩，可以鬆開小腿肚裡的肌肉結節。如果經常久站，很可能會因這些疼痛點而苦不堪言，然而透過這樣的集中加強按摩，可以紓緩不適感，同時也有助於減輕腳踝和足部的轉移痛。

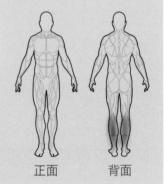

目標肌群

這個運動針對的是位於小腿肚的腓腸肌和比目魚肌，它們是腳踝的主要屈肌。

正面   背面

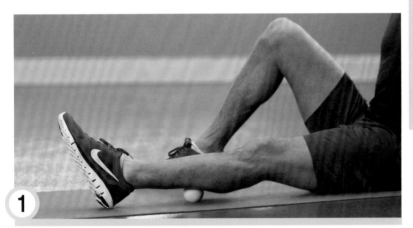

1

坐在地板上，把球放在左小腿肚下方。
右腳掌平貼於地做為支撐。

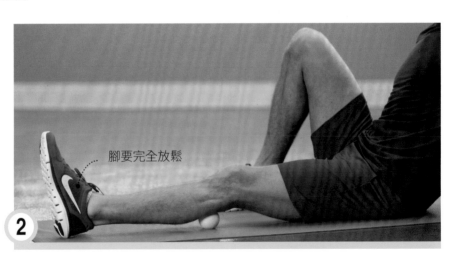

腳要完全放鬆

2

藉由身體往前滑動，讓球往上滾至膝窩。若找到疼痛點，
以繞圈方式按摩 20-30 秒。

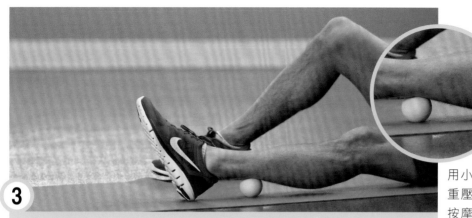

3

把球往下滾至腳踝，針對每個疼痛點按摩 20-30 秒。

用小腿往球上
重壓，可加重
按摩力道，有
助於恢復該處
的血液循環

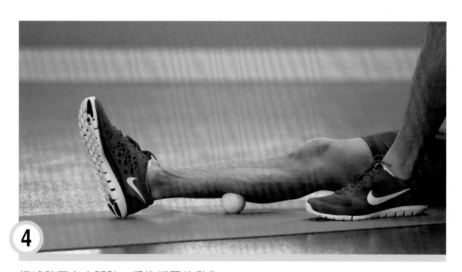

4

把球移至右小腿肚，重複相同的動作。

功效

按摩小腿肚可紓緩抽筋
現象。肌肉結節不必然
會導致疼痛，但是仍
可能會導致偶發性
的痙攣。

 變化動作

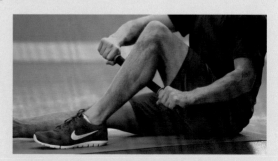

降低難度。比較簡單的做法是用按摩棒
在小腿肚上滾壓肌肉結節。

螺旋提踵
Spiral Calf Raise

我們走路的時候，當髖部不時內轉或外轉時，雙腳也會產生內八或外八的連帶動作。為了讓步態平衡穩定，就可以做這個螺旋提踵運動，以避免受傷。

目標肌群

這個運動針對的是脛前肌和脛後肌（位於小腿深處），以及外側髖旋轉肌。在我們走路時，便是由這些肌肉控制腿部動作。

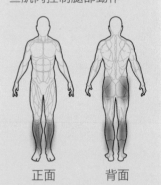

正面　　背面

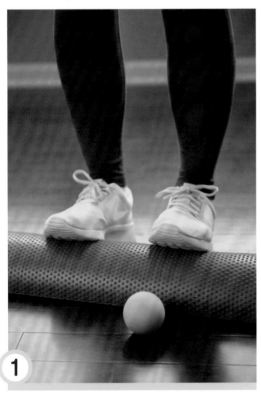

1

兩個前腳掌踩在半圓形滾筒上，
兩腳間隔約 5-10 公分。

擠壓夾球的動作讓腳踝在
走路時能正確地對齊髖部，
而不要朝腳的外側轉動。

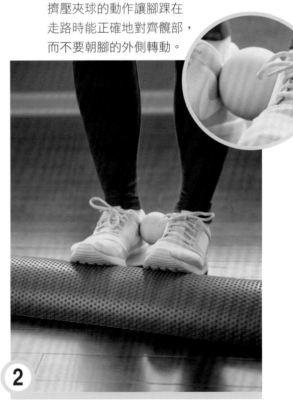

2

拿一顆球夾在兩腳跟之間，
位於踝關節的骨頭下方。

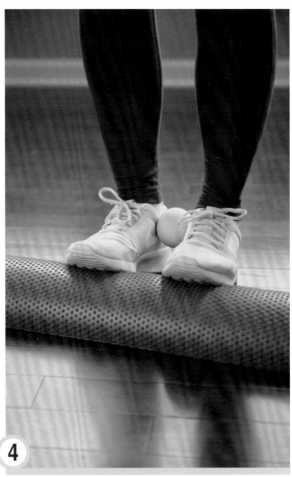

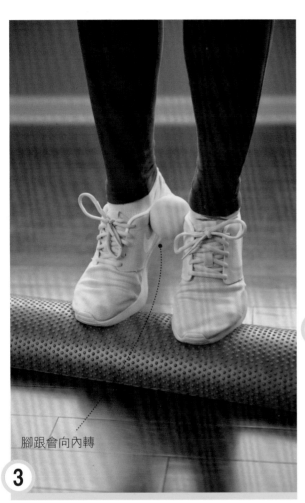

腳跟會向內轉

3

運用小腿肌踮腳尖以抬高身體,同時收緊臀肌
夾住球,此時腳跟會向內,雙腿會外轉。

4

當覺得小腿肚已充分緊縮,再放鬆臀肌,
讓身體慢慢下降回到起始位置。重複這
個運動 15 次。

TIP

如果覺得腳尖踩在半圓形
滾筒很難保持平衡,可以用
手輕輕扶牆或椅子做為支撐。
若覺得脫鞋比較穩也可以。
記得要將體重集中
在雙腳上。

腳踝放鬆
Ankle Release

透過這個運動可紓緩腓骨肌群（腳踝的主要穩定肌）的緊繃。若你經常在林間小徑或是沙地一類的崎嶇表面上行走或跑步，該肌群就容易產生疲勞現象。在開始運動健身前，最好能先滾動按摩此處肌群，以達到最佳的運動表現。

目標肌群

這個運動針對的是位於小腿外側腓骨肌群裡的腓骨長肌、腓骨短肌和第三腓骨肌。許多腳部動作都是受這些肌肉控制。

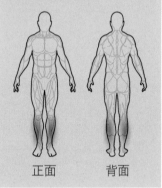

正面　　　　背面

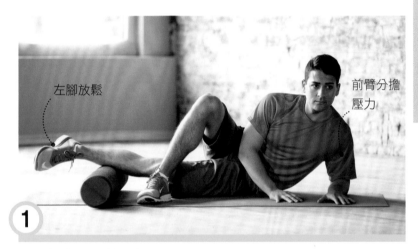

左腳放鬆

前臂分擔壓力

1 往左邊側躺，滾筒墊在左小腿下方。右腳掌平穩貼於地面，前臂撐地，抬起上半身。

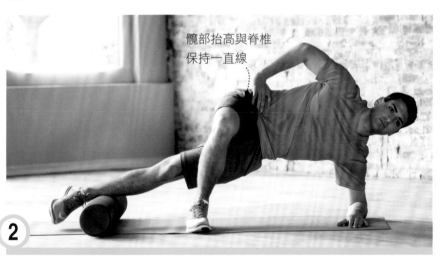

髖部抬高與脊椎保持一直線

2 抬高髖部，藉助右腿的推力，將滾筒往下滾至腳踝。

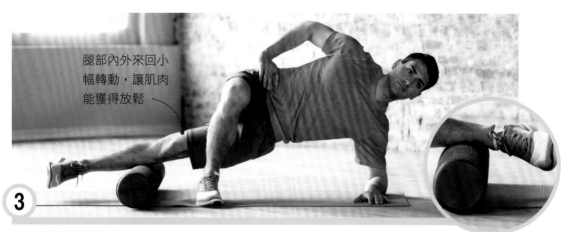

腿部內外來回小
幅轉動，讓肌肉
能獲得放鬆

3 將滾筒往上滾至膝關節。持續上下來回
滾動按摩整個小腿 20-30 秒。

按摩腓骨肌群，能夠
紓解發生於腳踝和腳
部的轉移痛。

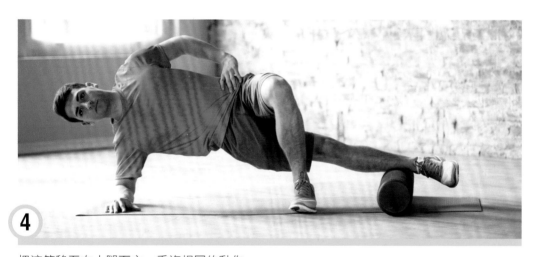

4 把滾筒移至右小腿下方，重複相同的動作。

注 意
為避免受傷，若小腿肌肉
相當疼痛，可將重量轉移至
撐於地面的手臂和腿部，以
抵消來自滾筒的壓力。
不要讓疼痛感超出可
忍受的範圍。

 變化動作

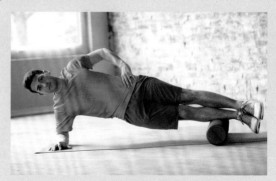

增強力道。可雙腿併攏疊放在滾筒上面。

足弓放鬆
Arch Release

這個運動能緩解足底筋膜炎所導致的疼痛，恢復健康雙足該有的良好循環和彈性。腳底是大腦控制平衡和反應速度的主要訊號來源，做此運動有助於改善足部對外界訊號的接收能力。

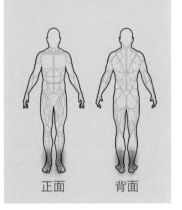

目標肌群

這個運動針對的是位於腳底的足底筋膜，這個厚厚的帶狀軟組織從跟骨延伸至趾骨，支撐起足弓。

正面　　　背面

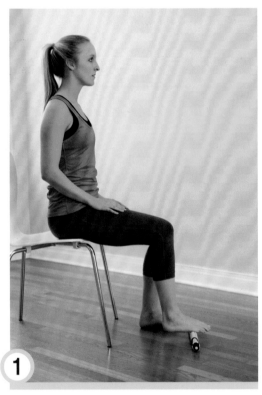

1

坐在椅子上，把按摩棒置於右腳底的地板。

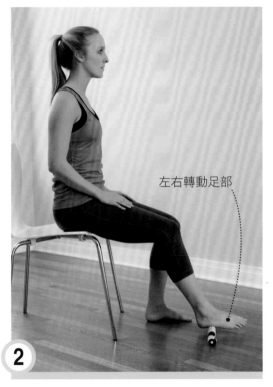

左右轉動足部

2

右腳踩在按摩棒上，在前腳掌到腳跟之間前後來回滾動，持續 30-45 秒。換至左腳，重複相同的動作。

足部重點放鬆
Targeted Foot Release

良好的足部按摩具有放鬆和恢復的作用，這個足部重點放鬆運動對於緩解肌肉結節所造成的疼痛十分有效。如果你經常站立使得小腿肚緊繃，或是穿了不合腳的鞋子，做這個運動會很有幫助。

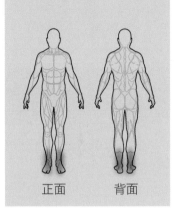
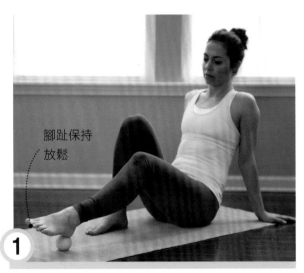

腳趾保持放鬆

1

坐在地板上，把球放在左腳底，在腳心與足弓之間的區域來回滾動。若遇到疼痛點，以小範圍慢慢繞圈方式按摩 20-30 秒。不建議過度按壓腳跟以免發炎。

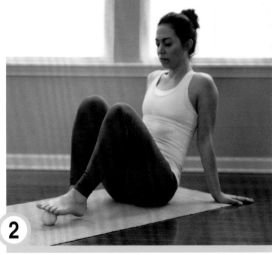

2

改變按摩的區域，讓球在足弓到前腳掌之間滾動。每個疼痛點，花 20-30 秒按摩。然後換至右腳，重複相同的動作。建議一天做 1~2 次，每次不超過 5 分鐘，勿過度操作。

○ **變化動作**

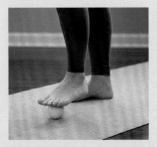

增強力道。可採直立站姿，將腳往球上來回慢慢按壓。

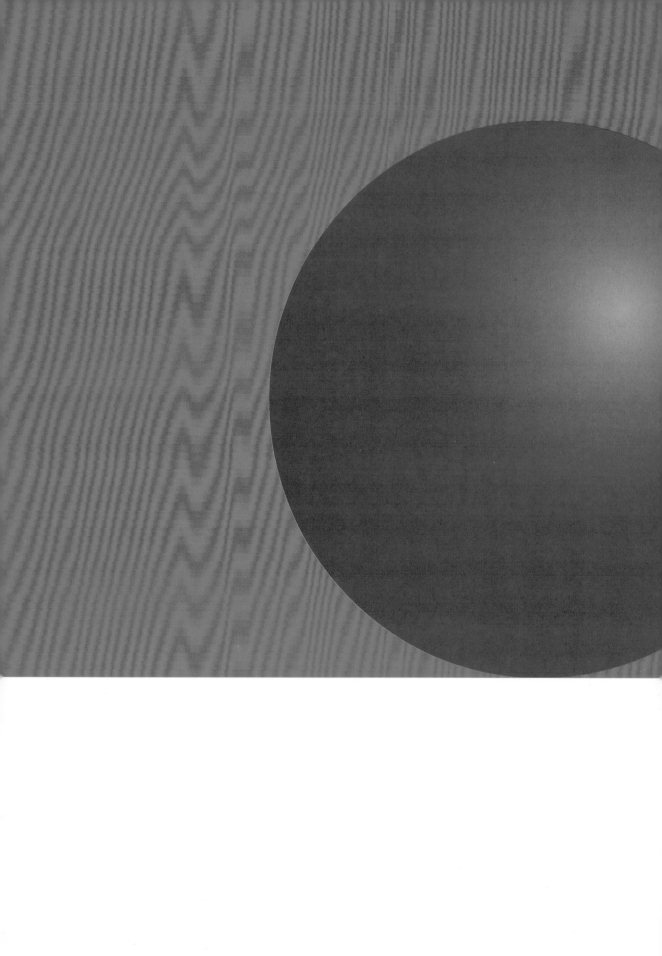

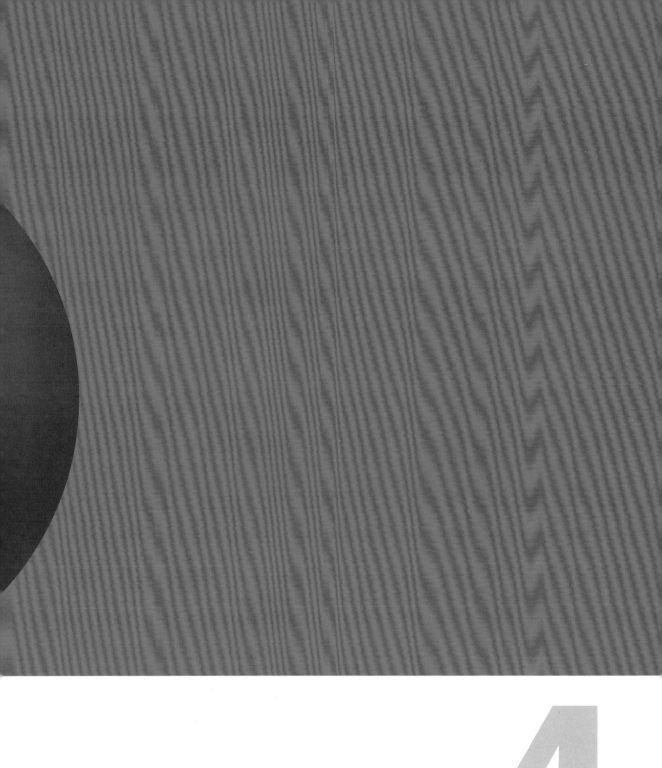

上半身運動

4

脊椎恢復
Spine Restoration

胸椎從頸部以下一路延伸至下背部上端。運用這個放鬆運動，可以恢復它的長度和柔軟度。這個部位的脊椎對頭部和頸部的活動非常重要，因此經常做這個運動可以紓緩頸部和手臂的問題。

目標肌群

這個運動針對的是從頸部以下到下背部以上的胸椎椎骨的排列。軀幹在彎曲和扭轉時會使用到這個區域。

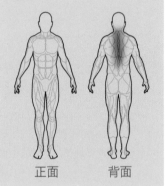

正面　　　　背面

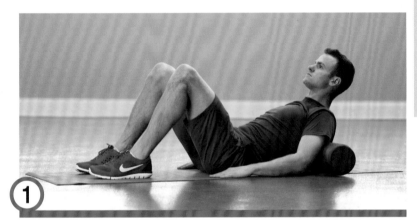

① 上背部橫躺在滾筒上，雙腳穩定平貼地面做為支撐。

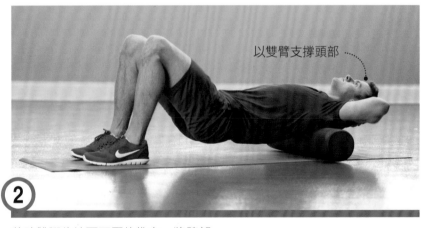

以雙臂支撐頭部

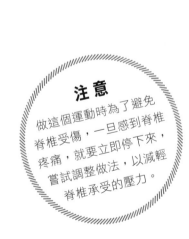

注意

做這個運動時為了避免脊椎受傷，一旦感到脊椎疼痛，就要立即停下來，嘗試調整做法，以減輕脊椎承受的壓力。

② 藉助雙腳往地面下壓的推力，將髖部往上抬離地面，同時吸氣。

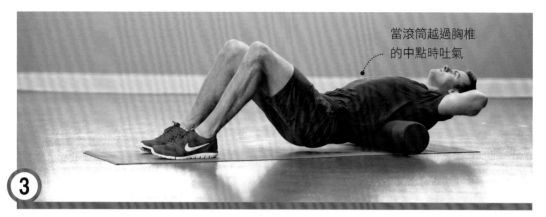

當滾筒越過胸椎
的中點時吐氣

③ 藉助雙腿的推拉，讓滾筒滾過整條胸椎範圍，
從肩胛骨到胸廓底部，約 20-30 秒。

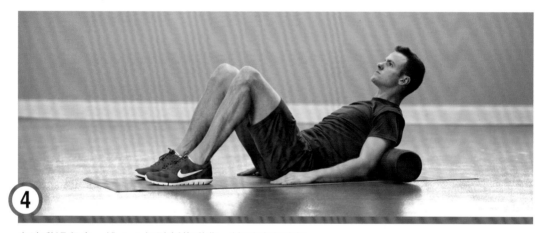

④ 在滾動過程中，挑 3-4 個點暫停動作，讓手臂和髖部
下降回到地面，在推壓滾筒時深深吐氣。

◯ 變化動作

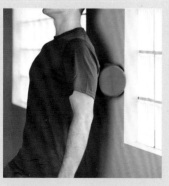

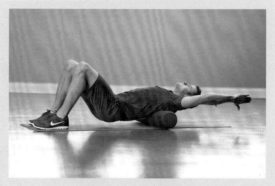

減輕力道。可將滾筒放在背
部和牆壁之間，利用淺蹲動
作讓滾筒上下滾動。

提高難度。可以在滾動時，雙臂高舉過頭伸直。
核心收緊，頸部保持挺直，勿向後仰。

脊椎延展
Spine Lengthening

能延展脊椎，恢復其從頭底至髖部的自然曲度。身體姿勢會去適應不良的生活習慣，因此需要做這個運動矯正回來以減輕不適。這個運動在健身訓練之前做特別有幫助。

目標肌群

這個運動針對的是位於背部的核心肌群。這些肌肉能讓脊椎排列整齊，改善整體的健康狀態。

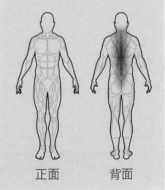

正面　　　背面

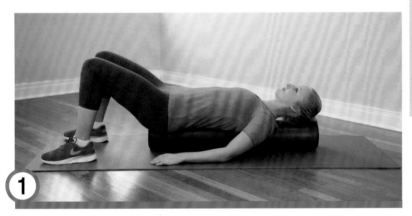

1 仰臥於地，滾筒平行於脊椎，背部和頭部躺在滾筒上。雙腳平貼於地做為支撐。雙臂位於身體兩側的地板上。

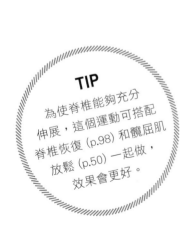

TIP
為使脊椎能夠充分伸展，這個運動可搭配脊椎恢復 (p.98) 和髖屈肌放鬆 (p.50) 一起做，效果會更好。

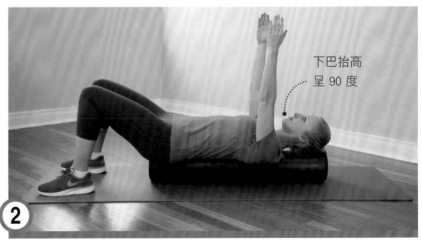

下巴抬高呈 90 度

2 用鼻子深吸氣，雙臂往上伸直。下背部往滾筒推壓。

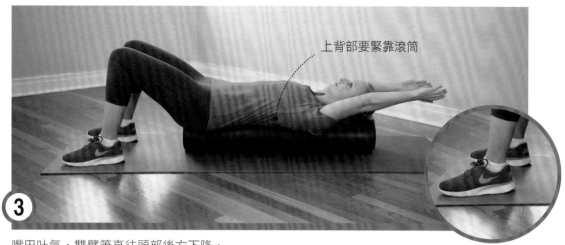

上背部要緊靠滾筒

3

嘴巴吐氣，雙臂筆直往頭部後方下降，
形成高舉過頭姿勢，以拉長脊椎。

加大雙腳間距，能增加平衡，
並讓背部更穩固地貼緊滾筒。

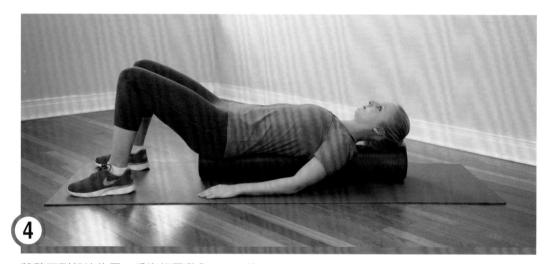

4

雙臂回到起始位置，重複相同動作 10-15 次。

功效
下背部推壓滾筒時，
會讓腹部肌肉緊縮，是
強化核心肌群很好的
一種方式。

變化動作

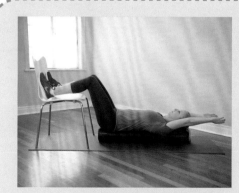

增強力道。可以
彎曲雙膝，將雙
腳抬到椅子上，
讓背部能夠盡量
貼緊滾筒，同時
能紓緩緊繃的髖
部。

下背部放鬆
Lower Back Release

用滾筒滾動下背部，可以消除髖部穩定肌群的疲勞。
這些肌群橫跨腰椎兩側，所以很容易因為姿勢不良，
或在崎嶇不平、傾斜的路面與小徑上跑步，而感到痠
痛疲憊。

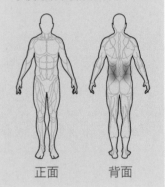

目標肌群

這個運動針對的是連接胸
廓、骨盆和脊椎的腰方
肌，是核心肌群之一。具
有支撐脊椎的作用，也是
呼吸動作的輔助肌。

正面　　　背面

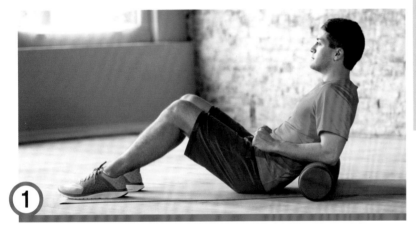

①

坐在地板上，雙腳向前伸出平貼於地。
滾筒放在下背部後方。

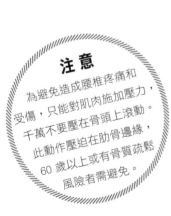

注意

為避免造成腰椎疼痛和
受傷，只能對肌肉施加壓力。
千萬不要壓在骨頭上滾動。
此動作壓迫在肋骨邊緣，
60 歲以上或有骨質疏鬆
風險者需避免。

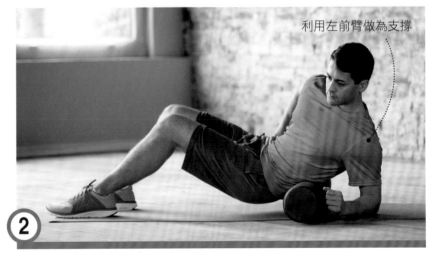

利用左前臂做為支撐

②

上半身向左轉，髖部抬高。針對脊椎左側位於
骨盆上方的軟組織施加壓力。

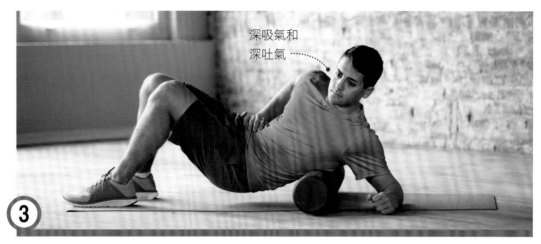

深吸氣和
深吐氣

3

輕輕地下上來回滾動整個下背部 20-30 秒。

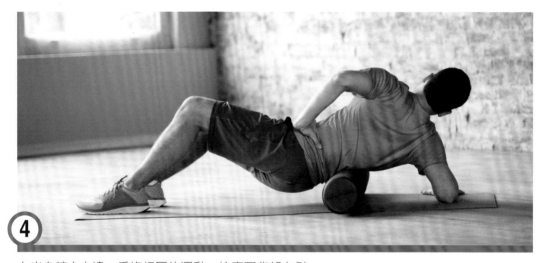

4

上半身轉向右邊，重複相同的運動，按摩下背部右側。

TIP

為了減輕髖部和腿部的疼痛，經常做這個運動可以強化髖部和腿部。若腿部無力，在活動時會增加下背部的負荷。

變化動作

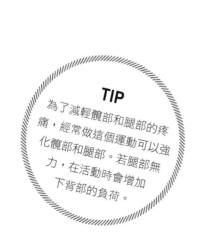

降低難度。拿一根按摩棒，按摩腰後的軟組織。

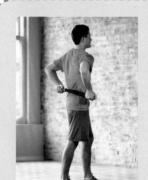

下背部重點放鬆
Targeted Lower Back Release

按摩下背部對身體整體的活動度有助益，然而若想讓腰椎區域的疼痛得到最佳的控制，就要針對特定的結節按摩。此區域的肌肉很容易因為臀肌缺乏活動，或是用力扭轉的動作而拉傷，像是轉身或是彎腰抱小孩等。

目標肌群

這個運動針對的是連接胸廓、骨盆和脊椎的腰方肌，屬於核心肌群之一，能輔助身體側向彎曲的動作。

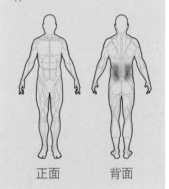

正面　　　　背面

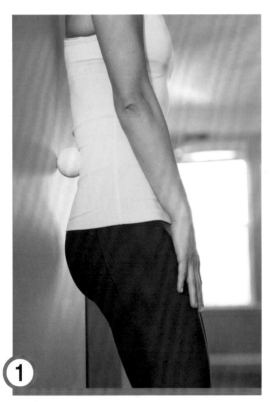

1 身體站直，將球夾在腰部後方脊椎右側與牆面之間。

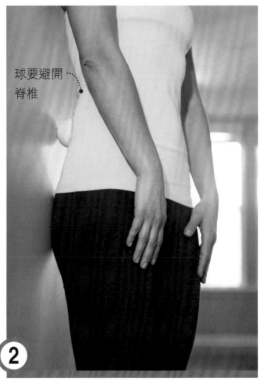

球要避開脊椎

2 身體往右轉，讓球從脊椎往身體右側水平滾動按摩肌肉。若找到任何疼痛點，以緩慢且小範圍繞圈方式按摩 20-30 秒。

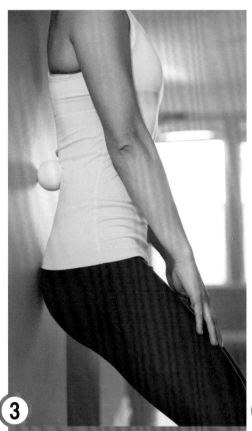

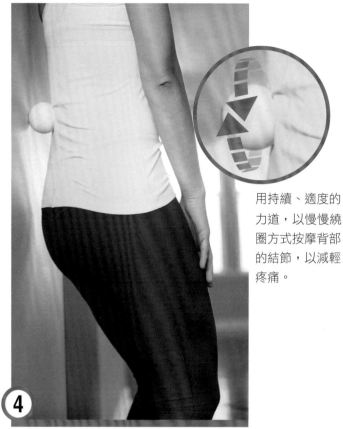

用持續、適度的力道，以慢慢繞圈方式按摩背部的結節，以減輕疼痛。

 膝蓋彎曲，讓球在背部縱向往上滾動，並針對每個特別疼痛的點按摩 20-30 秒。

身體往左轉，重複相同的動作去按摩脊椎的左側區域。

TIP

想完全治癒下背疼痛，必須找出原因。放鬆結節只能暫時紓緩，改善肌肉無力與改正不良習慣，才能避免背部長期過度使用。

變化動作

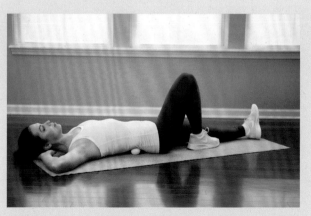

增強力道。可仰臥於地面，將球放在下背部脊椎側邊。

中背部放鬆
Middle Back Release

按摩背部中段，能使頭部和肩膀區域重新回到平衡狀態。如果頭與手臂在日常活動中經常性前傾，那麼肩膀很容易會過度使用。藉由滾動按摩背部中段，可以紓緩緊繃和疼痛。

目標肌群

這個運動針對的是斜方肌、菱形肌和後鋸肌，這些肌肉橫跨背部中段的脊椎兩側。它們具有支撐頭部和肩胛骨的作用。

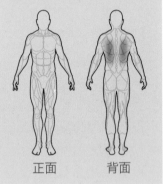

正面　　　　背面

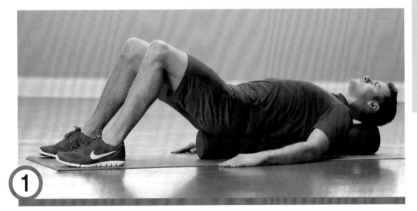

1 仰臥於地，背部和頭部靠在滾筒上。
雙腳穩定平貼於地做為支撐。

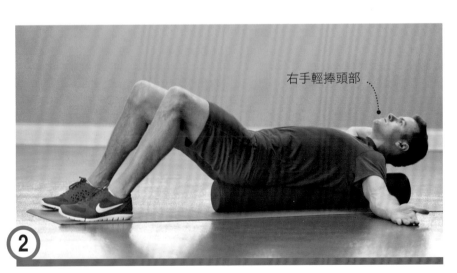

右手輕捧頭部

2 身體往左轉，讓壓力集中在脊椎左側的肌肉。
左臂向外伸展，垂放於地板。

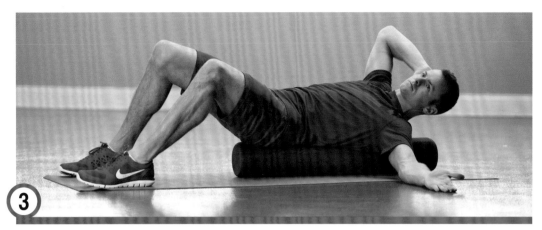

慢慢地從肩胛骨到脊椎橫向滾動滾筒，持續 20-30 秒。
利用腿部和軀幹的力量去控制滾筒滾動。

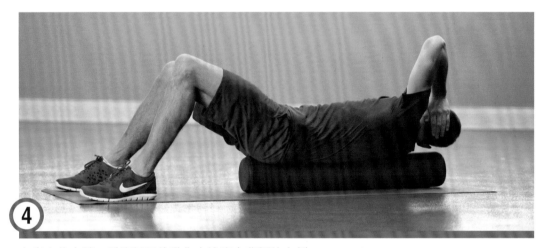

上半身往右轉，重複相同的動作去按摩中背部的右側。

功效

這個運動是紓緩背部壓力很好的方法。當放鬆肌肉和深呼吸時，就像做了深層組織按摩。

變化動作

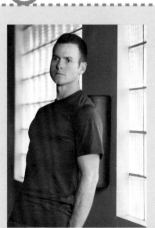

降低難度。以站姿將滾筒夾在背部和牆面之間，然後往滾筒上壓。

中背部重點放鬆
Targeted Middle Back Release

背部中段很容易受結節疼痛之苦。無論是舉起重物、運動過度和不良姿勢，常會讓脊椎的排列偏離中立位，導致產生疼痛點。經常做這個簡單的運動可以緩解不適。

目標肌群

這個運動針對的是背部中段的淺層肌肉，橫跨脊椎骨的兩側，能保護脊椎並使其排列整齊。

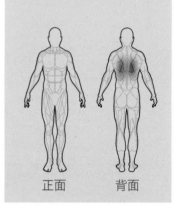

正面　　　背面

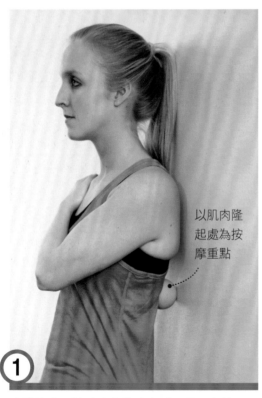

以肌肉隆起處為按摩重點

1 身體站直，將球夾在牆面與肩胛骨下方的脊椎左側區域之間。左臂斜放於胸前，身體往球上壓。

用持續、適度的力道，以繞圈方式按摩背部的結節，直到疼痛消除。

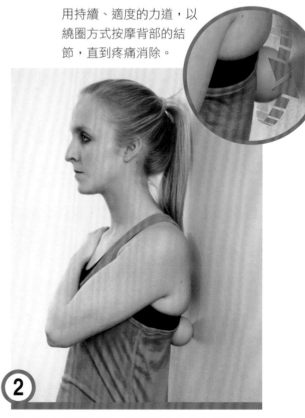

2 膝蓋彎曲稍往下蹲，讓球往上滾動中背部。若遇到疼痛點，以繞圈方式按摩 20-30 秒。

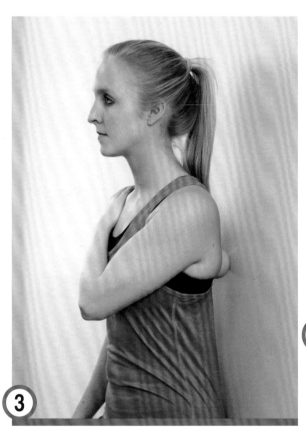

③

身體往右轉，重新調整力道，讓壓力集中在靠近脊椎的肌肉。針對每個特別疼痛的點，按摩 20-30 秒。

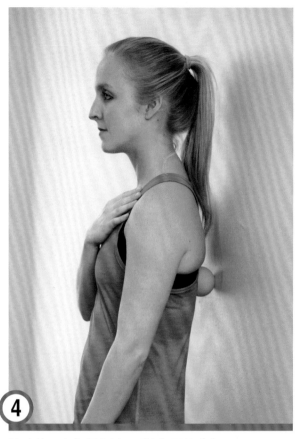

④

將球移至中背部右側，重複相同的動作。

功效

這個放鬆運動能夠減輕背部和下半身的轉移痛。當下背部、臀部和腿部疼痛時，請針對這些結節進行按摩。

變化動作

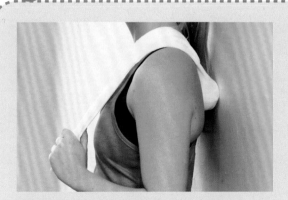

降低難度。將球放在長襪裡，球不容易掉。抓住襪子一端，另一端則跨過肩膀到背後。

中背部活化
Middle Back Activation

這個簡單的運動，能讓緊繃的背部肌肉恢復平衡。緊繃的背部肌肉會連帶影響到肩膀區域。中背部的活動度不足，會使得上背部過度活躍，導致頸部、肩膀和手臂痠痛。這個情況常見於經常做前伸動作的人。

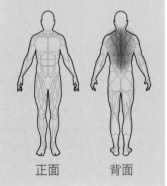

目標肌群

這個運動主要在放鬆斜方肌，這塊菱形的肌肉從頸底往外側延伸至肩膀，往下延伸至下背部，具有支撐肩胛骨和手臂的作用。

正面　　　背面

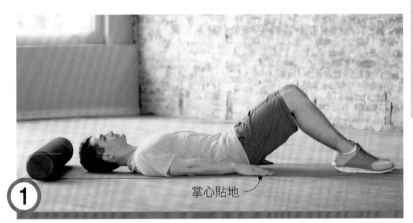

1

掌心貼地

仰臥於地，雙腳穩定平貼於地面。滾筒置於頭頂上方。

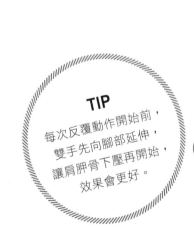

TIP
每次反覆動作開始前，雙手先向腳部延伸，讓肩胛骨下壓再開始，效果會更好。

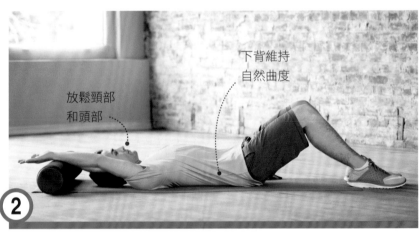

放鬆頸部和頭部

下背維持自然曲度

2

右臂以畫弧線方式往上伸直，再往後下降至滾筒。碰到滾筒時，手臂繼續往滾筒下壓，直到感覺中背部肌肉收緊，持續 3 秒。

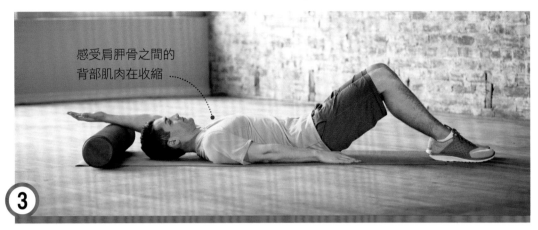

感受肩胛骨之間的
背部肌肉在收縮

3

右臂回到起始位置。換左臂重複相同的畫弧線動作。

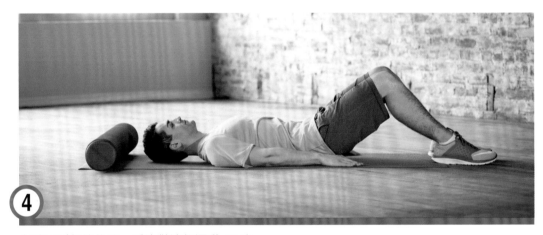

4

左臂回到起始位置。重複做這個運動 10 次。

變化動作

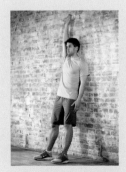

降低難度。可靠牆站立，
手臂往上高舉過頭。

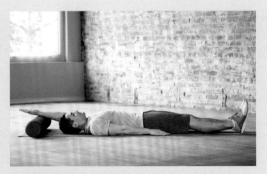

提高難度。可雙腿伸直，
增加下背部的運動強度。

肩膀重點放鬆
Targeted Shoulder Release

許多動作需要手臂重複往後伸展、向上伸展或是向外
伸展，這些動作都可能造成肩膀過度使用，並導致上
半身各處產生結節或轉移痛。做這個運動可以放鬆肌
肉緊繃並改善肌肉柔軟性。

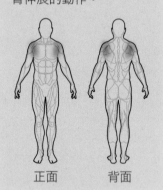

正面　　　背面

小幅度
繞圈滾動

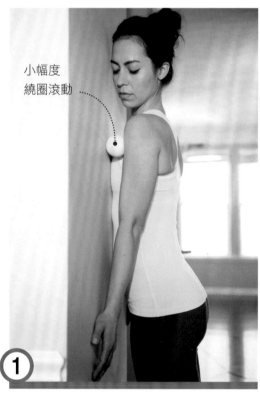

① 身體站直，將球夾在左肩前側和牆面之間。
滾動按摩肩膀前側約 25 秒。

以持續繞圈的動作，放鬆肩膀
肌肉的緊繃和肌肉結節。

手臂可內外
來回轉動

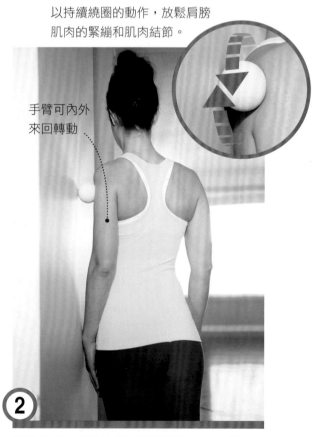

② 轉動身體，讓球按摩左肩側邊約 20-30 秒。

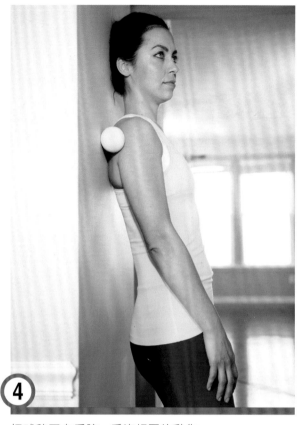

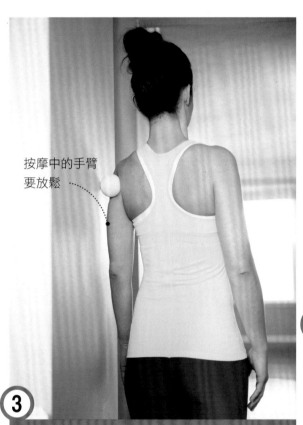

按摩中的手臂
要放鬆

③

身體轉到背側，讓球按摩左肩後側約 20-30 秒。

④

把球移至右肩膀，重複相同的動作。

TIP
有些肩部的疼痛即使休息
時仍然持續會痛，為了治療
這種狀況，可以試著尋找肩
部附近肌肉是否有結節。
胸肌或腋下的結節會導致
肩膀的轉移痛。

○　變化動作

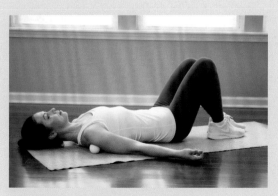

增強力道。可仰躺在地，將球
壓在肩膀下方來做。

肩胛骨放鬆
Shoulder Blade Release

許多由肩胛骨驅動的動作，容易讓附近的肌肉過度使用而出毛病。如果經常讓手臂處於前伸懸空的狀態，例如長時間打電腦或打電話，就很適合做這個延展運動。

目標肌群

這個運動針對的是旋轉肌袖的肌肉：棘上肌、棘下肌、小圓肌。它們具有穩定肩膀的作用。

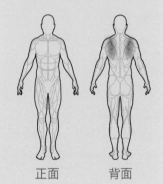

正面　　　　　背面

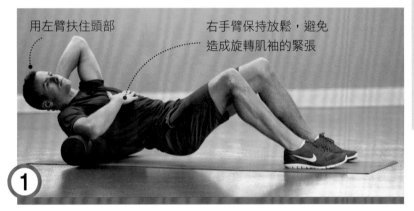

用左臂扶住頭部

右手臂保持放鬆，避免造成旋轉肌袖的緊張

① 仰躺於地，將滾筒置於右肩下方。雙腳平貼於地，髖部抬高，軀幹向右轉。

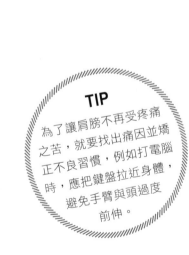

TIP
為了讓肩膀不再受疼痛之苦，就要找出痛因並矯正不良習慣，例如打電腦時，應把鍵盤拉近身體，避免手臂與頭過度前伸。

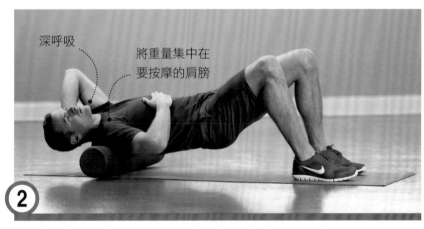

深呼吸

將重量集中在要按摩的肩膀

② 利用雙腿的推力和拉力，來回滾動按摩右肩胛骨 20-30 秒。然後將軀幹往左轉，重複相同的運動按摩左肩。

肩膀前側放鬆
Front Shoulder Release

放鬆肩膀前側能讓手臂動作恢復健康狀態，並緩解肩膀附近的疼痛。這個運動對於手臂經常高舉的運動員，例如籃球員、排球員等特別有助益，可以改善肩膀柔軟度。

目標肌群

這個運動針對的是肩膀前側的前三角肌，這個部位能讓手臂做出上舉的動作。

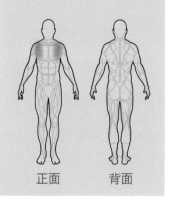

正面　　　　背面

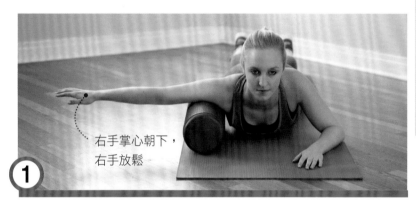

右手掌心朝下，右手放鬆

1

俯臥於地，右臂向外伸直，與身體呈 90 度，將滾筒置於右肩前側下方。

變化動作

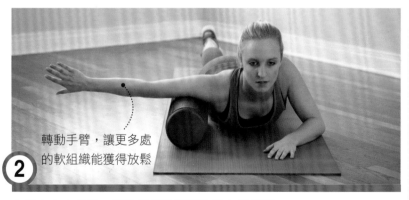

轉動手臂，讓更多處的軟組織能獲得放鬆

2

上半身左右轉動，讓滾筒能按摩到整個右肩範圍，持續 20-30 秒。再將滾筒移至左肩膀，重複相同的動作。

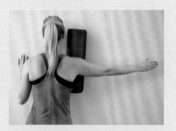

減輕力道。可站立伸直手臂，將滾筒夾在肩膀前側和牆面之間操作。

肩胛骨活動度
Shoulder Blade Mobilization

為了讓肩膀推、拉的動作更有效率,同時讓旋轉肌袖更健康,可藉由這個運動去提升肩胛骨的穩定性和活動度。穩定的肩胛骨能在做前突和後縮動作時更有效率,同時有助於紓緩肩膀、背部和頸部疼痛。

目標肌群

這個運動針對的是位於肩胛骨下方的前鋸肌,和位於肩胛骨和脊椎之間的菱形肌。它們具有穩定肩胛骨的作用。

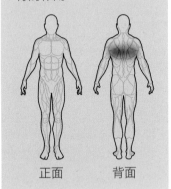

正面　　　　背面

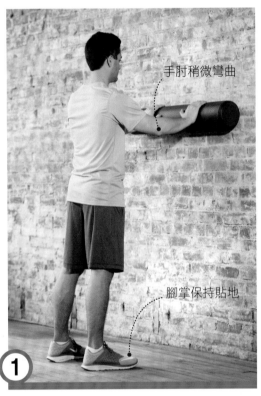

手肘稍微彎曲

腳掌保持貼地

1 用雙手將滾筒壓在牆上,高度與肩膀同高。伸展雙臂,身體往前傾。

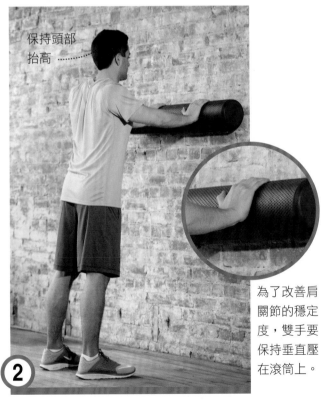

保持頭部抬高

為了改善肩關節的穩定度,雙手要保持垂直壓在滾筒上。

2 手臂不動,兩側的肩胛骨後縮、收攏,讓身體稍微往牆面靠近。

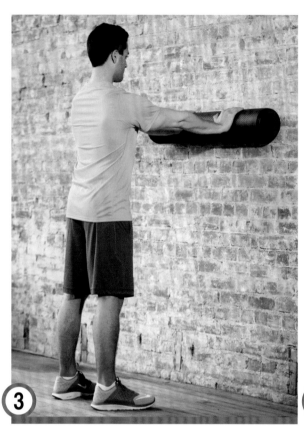

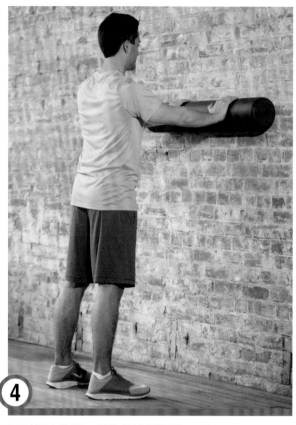

③ 肩胛骨往兩側外展，讓身體盡量離開牆面，
同時手肘內轉，維持這個姿勢 2 秒。

④ 回到起始位置。重複做這個運動 10 次。

○ 變化動作

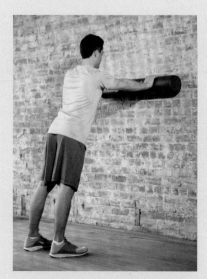

增強力道。雙
腳可以離牆壁
更遠一點。

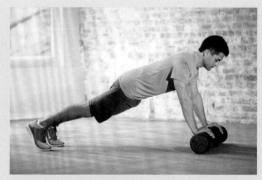

提高難度。可以將滾筒放在地上，
用伏地挺身的姿勢做這個運動。

胸部放鬆
Chest Release

某個肌群的緊繃可能會導致其拮抗肌群的轉移痛，因此緊繃的胸肌可能導致上背部和肩膀產生結節。做這個運動可以恢復循環，並減輕上半身的轉移痛。

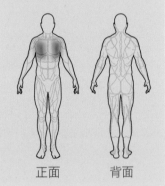

目標肌群

這個運動針對的是胸部區域的胸大肌和胸小肌，它們能將手臂拉向胸前。

正面　　　　背面

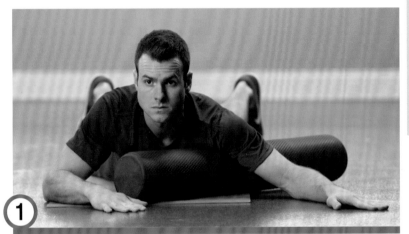

① 俯臥於地，沿著地板伸展左臂。
將滾筒置於左臂腋下。

TIP
若想降低難度，可用對側手協助轉動滾筒，讓滾動更暢順。

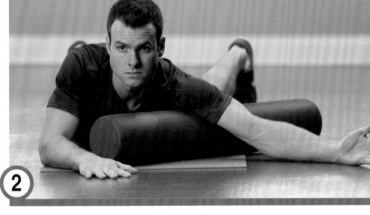

② 利用足部的拉力，讓滾筒往上臂滾動，
左手掌心往上旋轉。

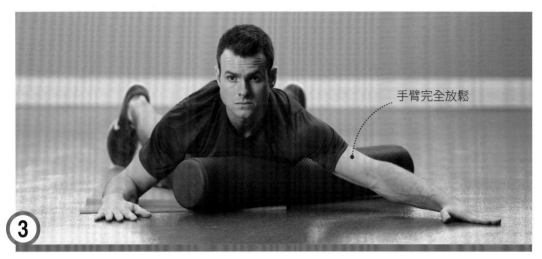

手臂完全放鬆

3 往胸骨的方向滾動，同時掌心往下轉。持續滾動
按摩肩膀和胸部區域 20-30 秒。

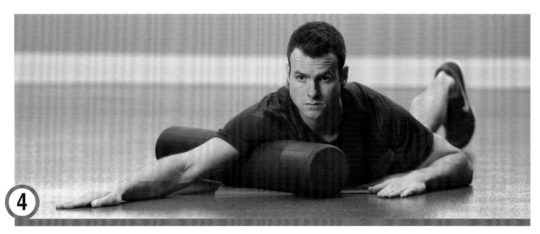

4 將滾筒移至右手臂的腋下，重複相同的動作。

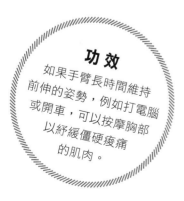

功效

如果手臂長時間維持前伸的姿勢，例如打電腦或開車，可以按摩胸部以紓緩僵硬痠痛的肌肉。

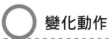

變化動作

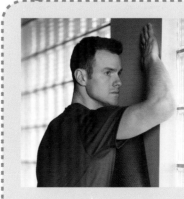

降低難度。可將滾筒夾在胸部與牆面之間，做起來會比較容易。

胸部重點放鬆
Targeted Chest Release

坐辦公桌的上班族，久坐會將肩膀往前拉，進而造成胸部肌肉縮短並導致疼痛，胸部可能已產生不少結節。應使用按摩球來放鬆肌肉，以紓緩痠痛與改善肌肉柔軟度。

目標肌群

這個運動主要放鬆的是胸部區域的胸大肌和胸小肌。它們能拉動手臂，並讓手臂往身體的中央旋轉。

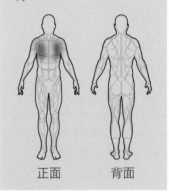

正面   背面

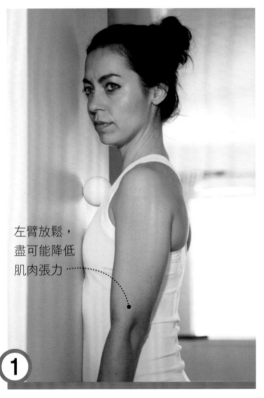

左臂放鬆，盡可能降低肌肉張力

1 身體站直，將球夾在牆壁和鎖骨下方的左胸肌區域之間。身體往球上面靠。

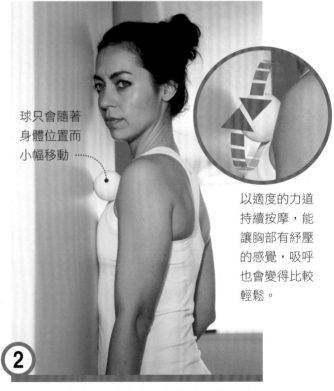

球只會隨著身體位置而小幅移動

以適度的力道持續按摩，能讓胸部有紓壓的感覺，吸呼也會變得比較輕鬆。

2 身體左右移動，讓球在上胸部滾動。若遇到疼痛點，以繞圈方式按摩 20-30 秒。

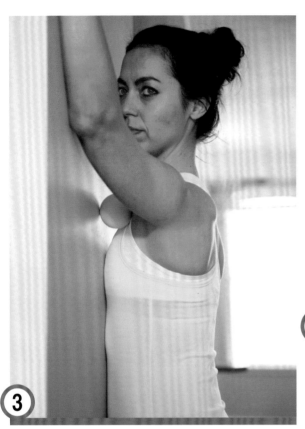

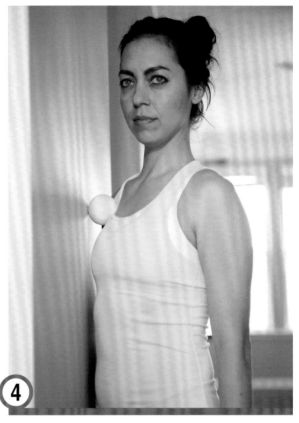

4

將球移至右胸，重複相同的動作。

3

左臂舉高，身體左右移動按壓。也可以將
球的位置放低一點按摩。遇到特別疼痛的
點，按摩 20-30 秒。

功效

這個運動能夠紓緩因提
大袋子或肩揹包所造成的
上半身疼痛。但是若想
徹底解決，還是應該
積極改變不良的
習慣姿勢。

○　變化動作

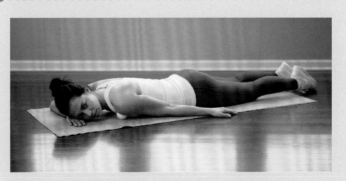

為了找到其它激痛點，可以俯臥於地，把球放在胸部下
方，讓手臂如畫弧線般慢慢轉動。

背闊肌放鬆
Lats Release

為了紓緩肩膀和其周圍緊繃的肌肉，做這個背闊肌放鬆運動可以拉長肌肉，並恢復手臂高舉過頭的功能。若長時間做手臂高舉過頭的動作，或是身體兩側平舉的動作，按摩背部的這個區域會對你有幫助。凡是會壓迫到肋骨的動作，60 歲以上或有骨質疏鬆風險者需避免。

目標肌群

這個運動針對的是背部最寬廣的背闊肌，負責控制肩膀的活動和與拉提有關的動作。

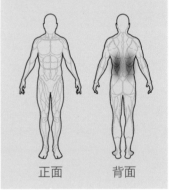

正面　　　　背面

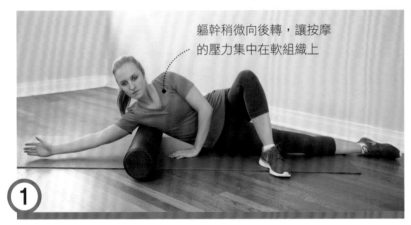

軀幹稍微向後轉，讓按摩的壓力集中在軟組織上

1

身體朝右側躺，將滾筒放在右臂的腋下，左腳穩定平貼於地以做為支撐。

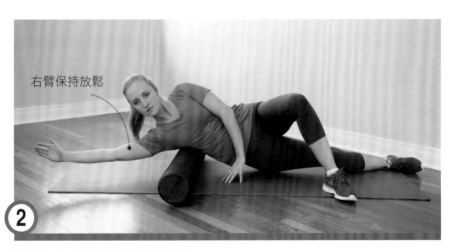

右臂保持放鬆

2

髖部抬高，利用左臂和左腿的推力，讓滾筒往下滾至肩胛骨。

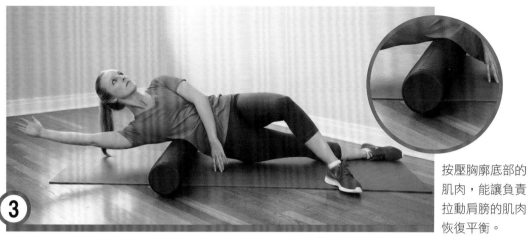

按壓胸廓底部的肌肉，能讓負責拉動肩膀的肌肉恢復平衡。

3 軀幹向後旋轉，讓滾筒滾至胸廓的底部。持續縱向滾動按摩背闊肌的右側 20-30 秒。

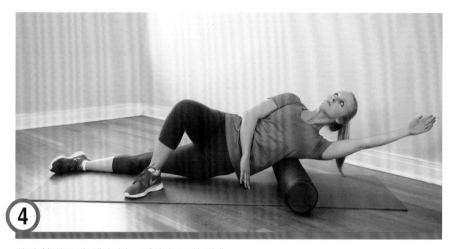

4 將滾筒移至身體左側，重複相同的動作。

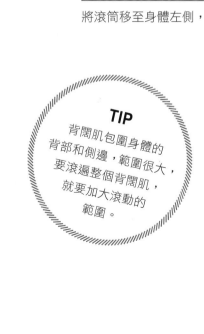

TIP

背闊肌包圍身體的背部和側邊，範圍很大，要滾遍整個背闊肌，就要加大滾動的範圍。

○ **變化動作**

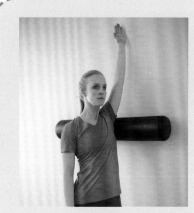

降低難度。讓手臂沿著牆面往上伸展，將滾筒夾在牆壁和身體側邊之間。藉由蹲的動作去滾動滾筒。

腋下放鬆

Underarm Release

這個運動藉由小幅動作，針對手臂連接胸廓的區域進行按摩。如果你的手臂經常處於貼近體側的狀態，此處的肌肉會緊繃疼痛，但是透過滾筒按摩腋下，就能恢復肌肉長度和血液循環。

目標肌群

這個運動針對的是位於腋下的棘下肌、大圓肌和小圓肌。這些肌肉能輔助穩定上臂肱骨。

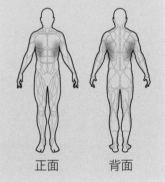

正面　　　背面

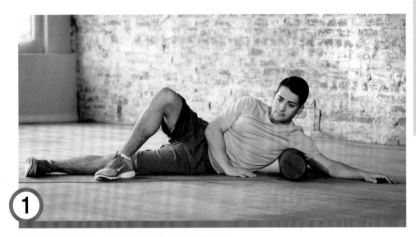

身體朝左側躺。將滾筒放在左臂的腋下，右腳掌穩定平貼於地以做為支撐。

藉助右手臂來輔助軀幹旋轉與滾筒滾動。

伸展的手臂保持放鬆

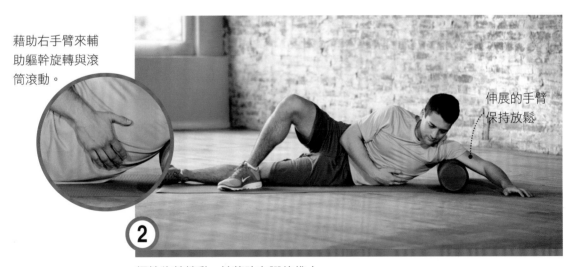

軀幹往前轉動，並藉助右腳的推力，讓滾筒往上滾動至上臂腋窩。

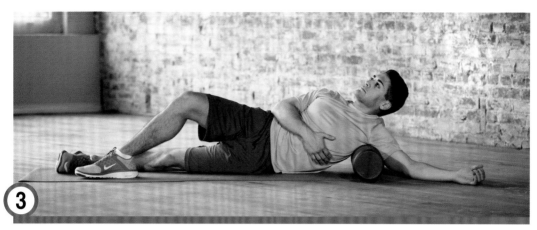

3

軀幹和左臂往後旋轉，讓滾筒滾至腋下底端。

持續縱向滾動按摩整個腋下 20-30 秒。

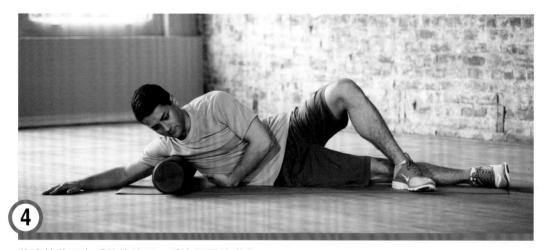

4

將滾筒移至右手臂的腋下，重複相同的動作。

功效

這個放鬆運動能增加特定肌肉的柔軟度，同時紓解拮抗肌的緊繃，進而讓肩膀複合關節恢復平衡。

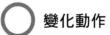 **變化動作**

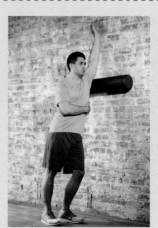

降低難度。手臂沿著牆面將滾筒夾在腋下和牆壁之間，上下滾動按壓。

肱二頭肌放鬆

Biceps Release

如果以手肘彎曲的姿勢提起重物，可能會成為肱二頭肌疼痛的原因。按摩這個肌群可以改善血液循環並紓緩肌肉緊繃。很多手部、手腕、手肘和肩膀的毛病，可能都肇因於肱二頭肌的長期緊繃。

目標肌群

這個運動針對的是位於上臂前側的肱二頭肌群。這些肌肉具有輔助手肘彎曲，前臂旋轉，以及穩定肩胛骨的功能。

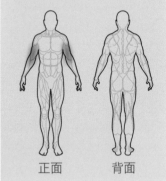

正面　　　背面

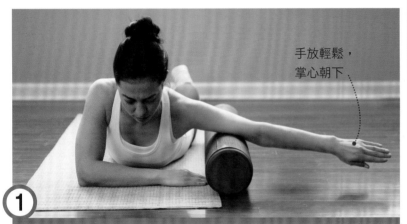

手放輕鬆，
掌心朝下

1

俯臥於地，左臂向外側伸展與身體呈 90 度。
將滾筒置於左臂的肱二頭肌下方。

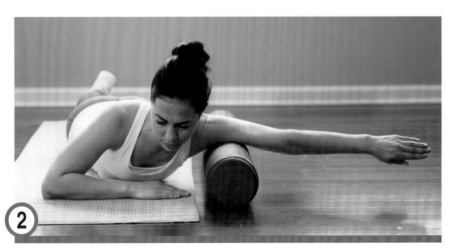

2

左右移動上半身，讓滾筒從肩膀滾至手肘，滾遍
整個左臂肱二頭肌，持續按摩 20-30 秒。

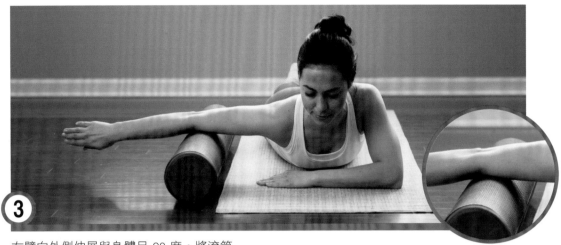

③ 右臂向外側伸展與身體呈 90 度。將滾筒
移至右臂的肱二頭肌下方。

讓滾筒一路滾動至肘關節，
因為這是肌肉結節和肌肉疼
痛的潛在發生區域。

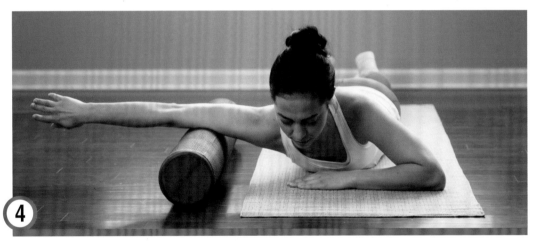

④ 左右移動上半身，讓滾筒從肩膀滾動到手肘，滾遍
整個右臂肱二頭肌，持續按摩 20-30 秒。

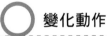

TIP
為了讓附近的肌群
恢復平衡，請同時做胸部
放鬆 (p.118) 和任何肩膀放
鬆運動 (pp.112-117)，以
改善雙臂和上半身
的柔軟度。

變化動作

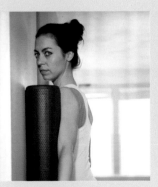

降低難度。將
滾筒夾在肱二
頭肌和牆面之
間，做起來會
比較輕鬆。

肱三頭肌放鬆
Triceps Release

這個肱三頭肌放鬆運動是針對手肘和肩膀疼痛，能夠減輕轉移痛。工作或運動時，若經常反覆地伸展肘關節，可能會讓肱三頭肌疲勞，進而形成一些敏感、疼痛的結節，而這個運動正好能鬆動這些結節。

目標肌群

這個運動針對的是位於上臂後側的肱三頭肌群。這些肌肉具有伸展手肘與穩定肩膀的作用。

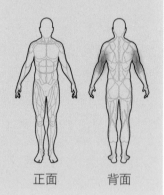

正面　　　　背面

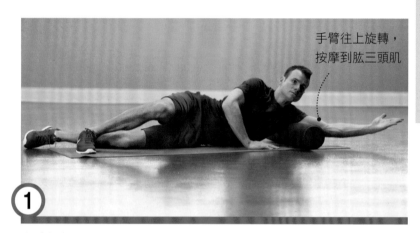

手臂往上旋轉，
按摩到肱三頭肌

1

身體朝左側躺，把滾筒放在左臂下方，
右腳掌穩定平貼於地以做為支撐。

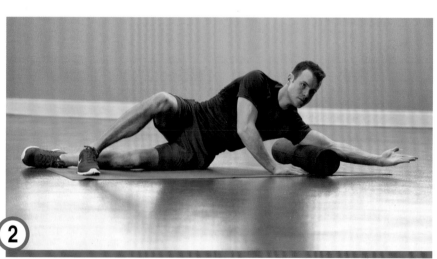

2

利用右腿和右手臂的推力，
讓滾筒往下滾動至肘關節。

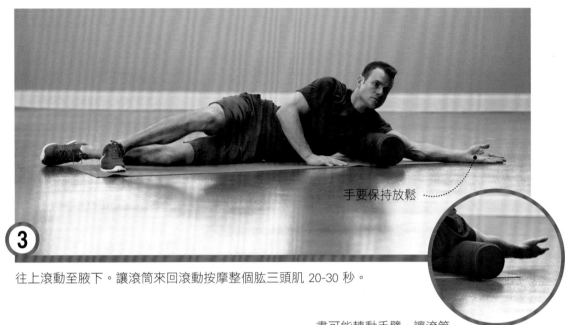

手要保持放鬆 ·······

③

往上滾動至腋下。讓滾筒來回滾動按摩整個肱三頭肌 20-30 秒。

盡可能轉動手臂，讓滾筒
能夠按摩到位於手臂後側的肱三頭肌。

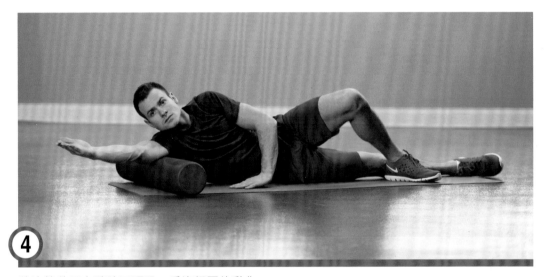

④

將滾筒移至右臂肱三頭肌，重複相同的動作。

功效

這個運動可以紓緩肘
關節疼痛，這種症狀常見
於打網球和高爾夫球等等
經常反覆、強力伸展肘
關節的人。

前臂沿牆滑動
Forearm Wall Slide

這個運動能改善肩膀在做高舉過頭動作時的活動度。如果你從事的是會對肩關節造成負擔的活動，例如寫黑板、牆面塗漆或經常搬動高處的貨物，那麼就該提高肩膀的活動度，比較不容易受傷。

目標肌群

這個運動針對的是胸廓兩側的前鋸肌，此肌肉能讓肩胛骨做出往上轉動的動作。

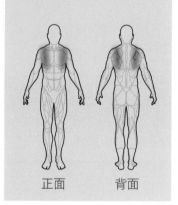

正面　　　背面

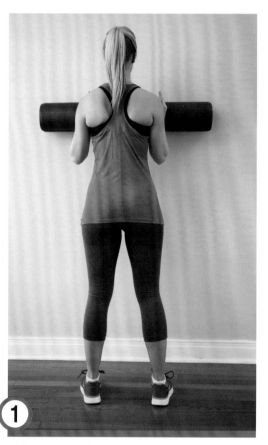

1 站在距離牆面約 30 公分的位置，雙腳打開與肩同寬。用兩隻手掌的側邊將滾筒壓在牆面固定。

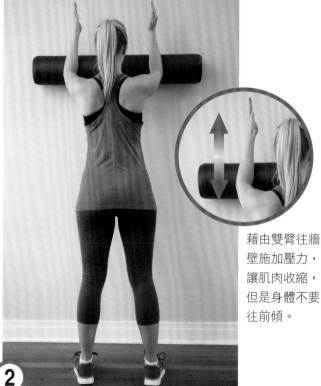

藉由雙臂往牆壁施加壓力，讓肌肉收縮，但是身體不要往前傾。

2 雙手對滾筒施力，在不聳肩的前提下，前臂往上滑動。

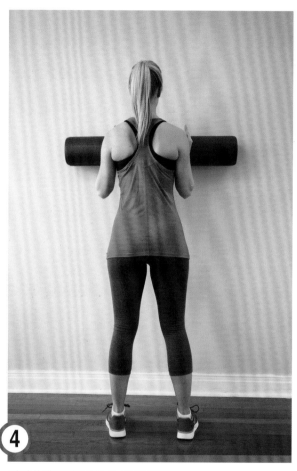

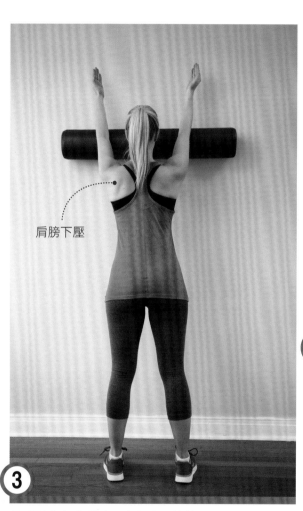

肩膀下壓

3

當手臂往上移動時，掌心向內旋轉。
持續往上滑動，直到手臂充分伸展。

4

手臂恢復至起始的位置和姿勢，
並重複這個運動 10 次。

TIP
為了按摩到正確的
肌肉，一開始先後縮肩
胛骨往彼此靠攏。關鍵
在於要在肩膀不聳肩的
情況下，盡可能地讓
手臂往上滑動。

頸部放鬆
Neck Release

習慣性低頭者，平常按摩頸部後側會很有幫助。由於頭部長期前傾的姿勢，會造成頭顱底部的肌肉過度使用。透過滾動按摩頸部後側，有助於緩解肌肉緊繃，甚至能降低頭痛的發生率。

目標肌群

這個運動針對的是位於頸部後側的上斜方肌、提肩胛肌和深層的頸伸肌群。這些肌肉會影響頭部的姿勢。

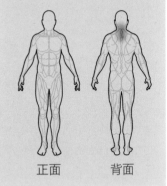

正面　　　　背面

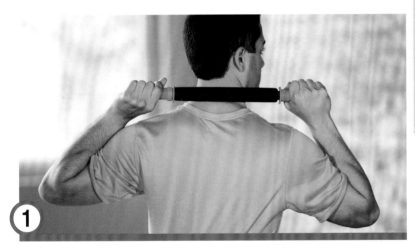

① 以覺得舒服的方式站立，手持按摩棒靠在頸部右側。

抓穩按摩棒，往前緩慢推壓施加適度的力道。

注意！要按壓在頸部兩側的肌肉組織，千萬不可壓到中間的頸椎與脊柱上！

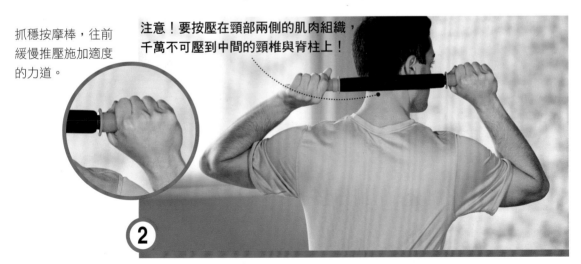

② 頭往右轉，用按摩棒在頸部右側往上滾動至耳朵下緣。要記得！頸部較脆弱，推壓動作務必要放慢，且絕不可壓在骨頭上。

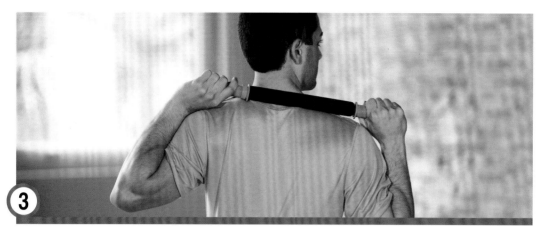

3

在頸部右側往下滾動至肩膀。持續縱向
來回滾動按摩整個頸部 20-30 秒。

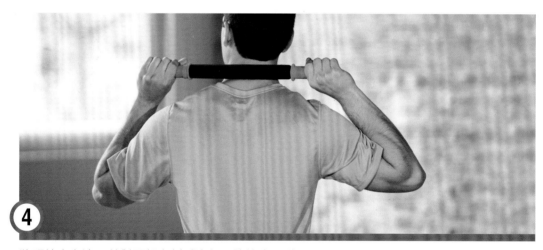

4

將頭轉向左邊，針對頸部左側重複相同的按摩運動。

功效

低頭族的頸部肌肉大多
很緊繃，可藉由此運動得
到改善。在看手機時，
建議頭部不要低下去，
而是用眼睛往下看。

變化動作

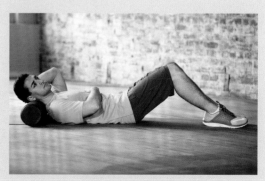

降低難度。身體仰臥，將滾筒放在頸部下
方，慢慢地左右轉動頭部。

手指屈肌放鬆
Finger Flexor Release

當提袋子、打電腦或是揮手時，都會使用到整個手部和手指屈肌群，拉動手部和手指向內彎曲，但是過度或太少使用都會導致僵硬不適的現象。做這個運動可以減輕手部的疼痛和緊繃。

目標肌群

這個運動針對的是手部和手指屈肌群，後者的起點靠近手肘的內側，它們能讓手部向內彎曲，並讓四指與大拇指握拳。

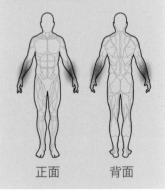

正面　　　背面

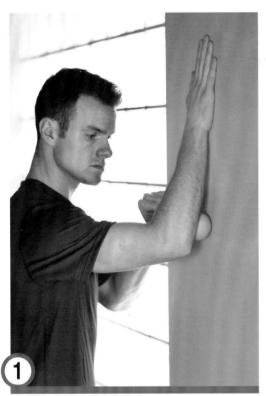

1 將球夾在牆面和右前臂內側之間。右掌心平貼於牆面，身體往球靠近。

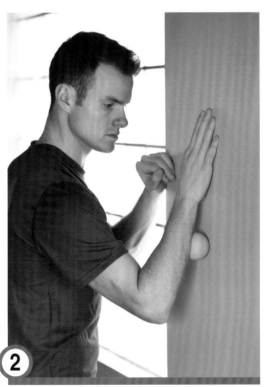

2 右前臂往上移動，讓球滾過整個手指屈肌。若發現任何疼痛點，以繞圈方式按摩 20-30 秒。然後重複相同的動作按摩左前臂的手指屈肌。

手指伸肌放鬆
Finger Extensor Release

當手指伸直、舉起、伸展，或是用手指指東西時，會使用到手部和手指伸肌群。這些肌肉很容易過度使用和受傷，比如說在打電腦時，鍵盤的位置不當，導致手腕長時間低於鍵盤時，手腕伸肌就會緊繃。就可以做這個運動來紓緩。

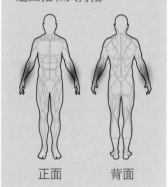
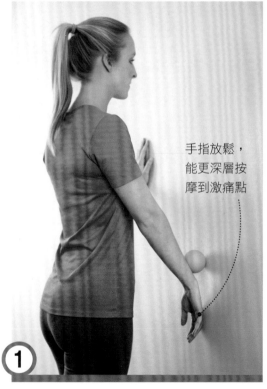

手指放鬆，能更深層按摩到激痛點

① 將球夾在牆壁和右前臂外側之間。身體往球上靠。

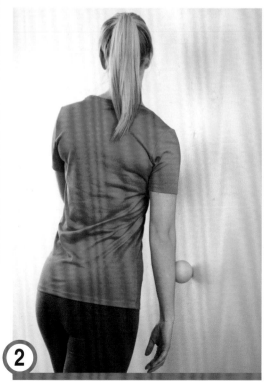

② 彎曲膝蓋，讓球滾過整個手指伸肌群。若遇到任何激痛點，以繞圈方式按摩 20-30 秒。然後重複相同動作按摩左前臂。

手掌重點放鬆
Targeted Palm Release

一天中幾乎每個活動都會使用到手，從寫字到提袋子，所以很容易就會過度使用手掌的肌肉。可以經常做這個運動，做為手部肌肉緊繃和鬆動結節的簡單治療方法。

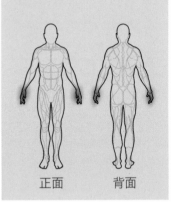

目標肌群
這個放鬆運動針對的是手部最大的四塊肌肉，它們負責控制大拇指的動作。

正面　　　背面

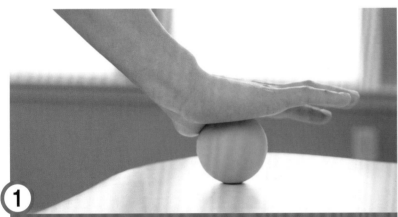

1 將球放在架高的平面上，右手掌置於球的上面。

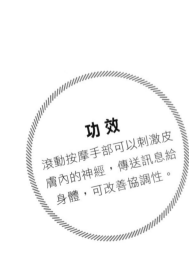

功效
滾動按摩手部可以刺激皮膚內的神經，傳送訊息給身體，可改善協調性。

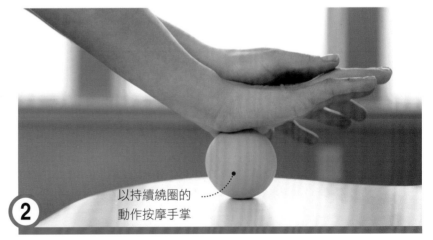

以持續繞圈的動作按摩手掌

2 以左手加壓於右手，按摩掌心和大拇指之間的區域 20-30 秒。

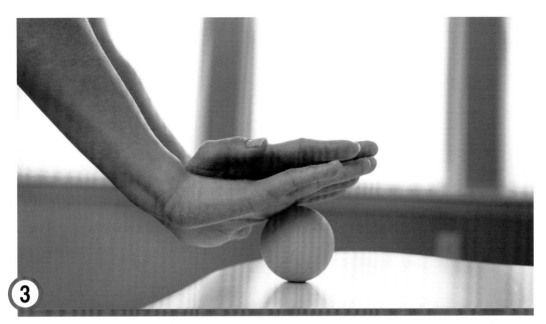

3

用掌心的其它部位在球上滑動。若發現特別疼痛的點，
以繞圈方式按摩 20-30 秒。

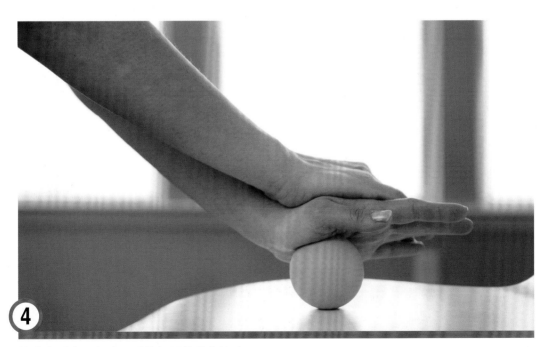

4

換成左手掌壓住球，重複相同的動作按摩。

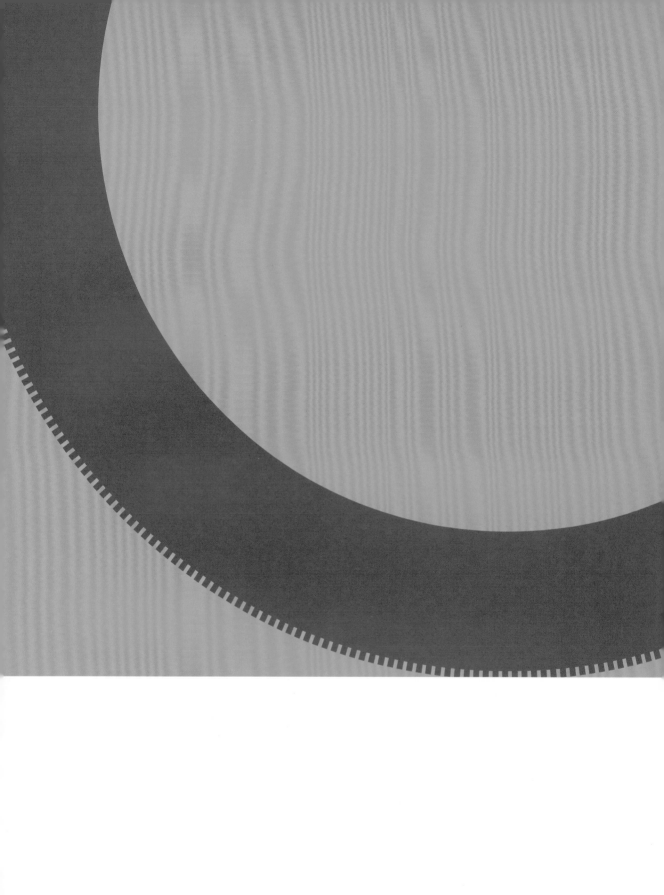

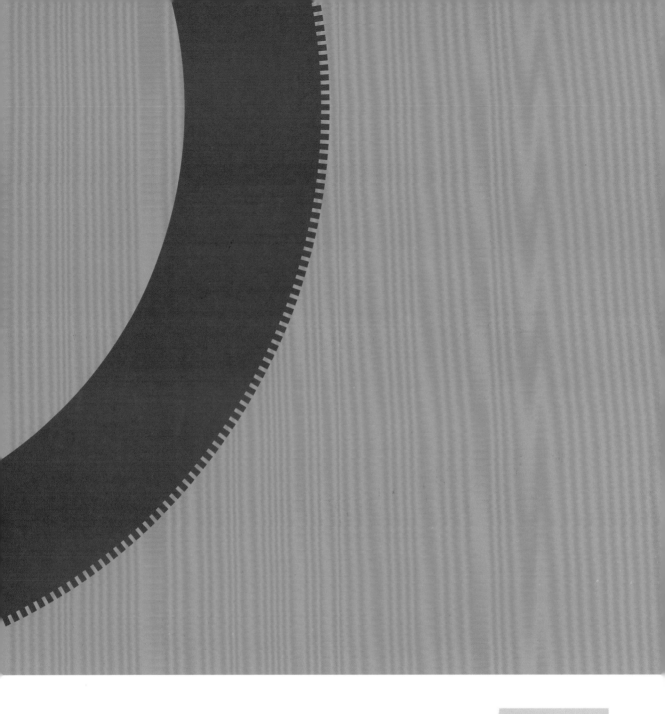

紓緩疼痛的
運動課表

5

上背部疼痛紓緩
Upper Back

手前伸打電腦或是低頭看手機，會使得特定肌肉過度使用，而某些肌肉又會缺乏使用，容易造成上背部拉傷。做這些運動可以強化背部的肌肉和增進肌肉的柔軟度，進而減輕疼痛。

準備道具

- 泡棉滾筒
- 椅子
- 瑜伽墊

執行要點

- 按照順序做這些運動。
- 每項運動花 30-45 秒。
- 深呼吸，放鬆肌肉。
- 另外再花一些時間放鬆比較疼痛的上半身肌肉。

	運動名稱	運動道具	參照頁數
1	胸部放鬆	泡棉滾筒	P118
2	肩膀前側放鬆	泡棉滾筒	P115
3	脊椎恢復	泡棉滾筒	P98
4	脊椎延展	泡棉滾筒	P100
5	坐姿胸廓旋轉	泡棉滾筒	P34
6	中背部活化	泡棉滾筒	P110
7	棒式四部曲	泡棉滾筒	P24

脊椎延展 ▶

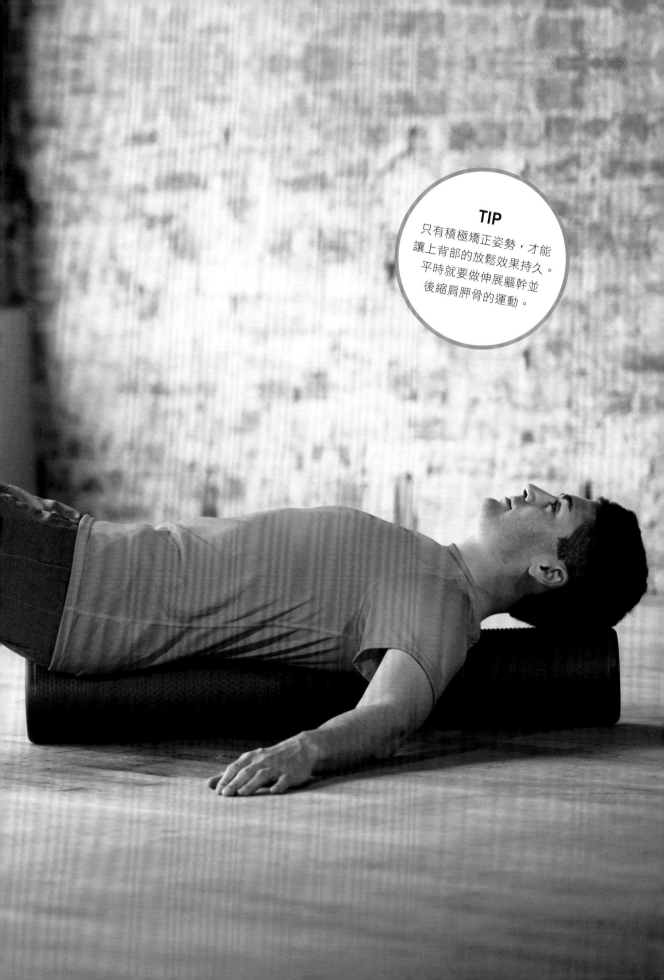

TIP
只有積極矯正姿勢，才能
讓上背部的放鬆效果持久。
平時就要做伸展軀幹並
後縮肩胛骨的運動。

下背部疼痛紓緩

Lower Back

當髖部缺乏運動或是緊繃僵硬，就會由下背部進行代償，造成肌肉結節的產生，以及脊椎排列不正。執行這個運動課表，可以刺激活化髖部肌肉，按摩相關肌肉，並紓緩下背部不適。

準備道具

 泡棉滾筒

○　按摩球

▱　瑜伽墊

執行要點

○ 按照順序做這些運動。

○ 每項運動花 30～45 秒。

○ 隨時留意疼痛程度，視情況調整按摩力道。

○ 按摩時要針對軟組織施力，避免在骨頭上滾動。

	運動名稱	運動道具	參照頁數
1	髖屈肌放鬆	泡棉滾筒	P50
2	腿後肌放鬆	泡棉滾筒	P72
3	脊椎恢復	泡棉滾筒	P98
4	下背部放鬆	泡棉滾筒	P102
5	下背部重點放鬆	按摩球	P104
6	脊椎延展	泡棉滾筒	P100
7	鳥狗伸展	泡棉滾筒	P30

下背部放鬆 ▶

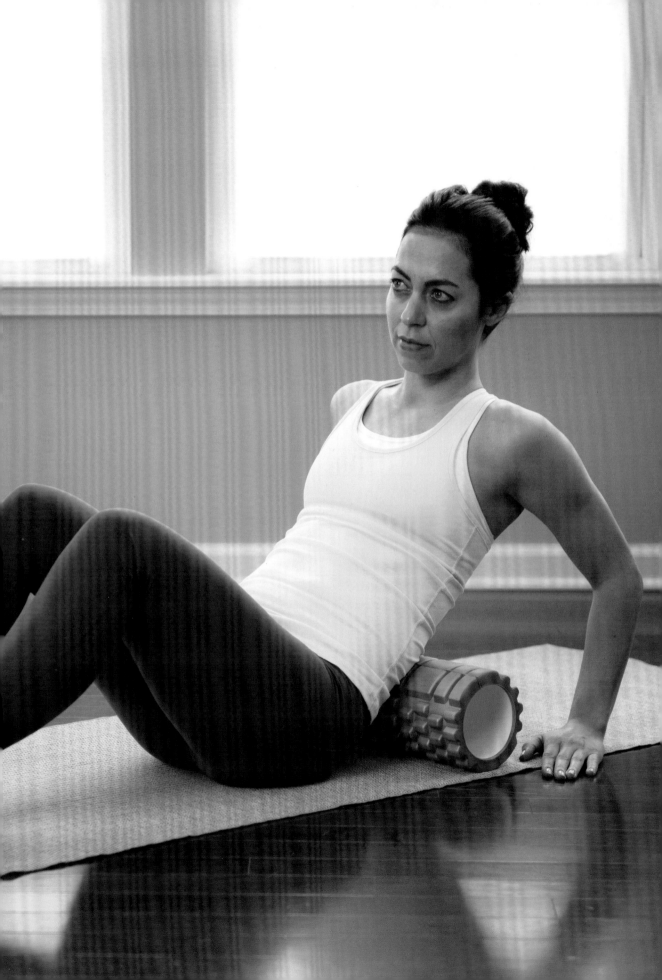

肩頸疼痛紓緩
Shoulder and Neck

如果手臂經常高舉過頭、往前伸，或是一整天很少使用到上半身，肩膀和頸部的關節與軟組織很容易拉傷。做這些運動有助於消減疼痛。

準備道具

- 按摩棒
- 泡棉滾筒
- 瑜伽墊

執行要點

- 按照順序做這些運動。
- 每項運動花 30-45 秒。
- 隨時留意疼痛程度，視情況調整按摩力道。
- 頸部和手臂肌肉要保持放鬆，這些運動才能產生紓緩的效果。

	運動名稱	運動道具	參照頁數
1	頸部放鬆		P132
2	肩胛骨放鬆		P114
3	脊椎延展		P100
4	胸部放鬆		P118
5	中背部放鬆		P106

肩胛骨放鬆 ▶

肩頸重點加強紓緩
Targeted Shoulder and Neck

若感到肩膀或頸部劇痛或緊繃，很可能是因為多處肌肉經常過度或太少使用，導致肩頸區域產生轉移痛。執行這個運動課表，可以放鬆肌肉結節，矯正姿勢避免疼痛上身。

準備道具

- ◯　按摩球
- ⬭　泡棉滾筒
- ⬭　瑜伽墊

執行要點

- 按照順序做這些運動。
- 每項運動花 30-45 秒。
- 深呼吸、肌肉放鬆。
- 找出導致肩頸產生轉移痛的肌肉結節。

	運動名稱	運動道具	參照頁數
1	中背部重點放鬆	◯	P108
2	肩膀重點放鬆	◯	P112
3	肩胛骨放鬆	⬭	P114
4	胸部重點放鬆	◯	P120
5	腋下放鬆	⬭	P124

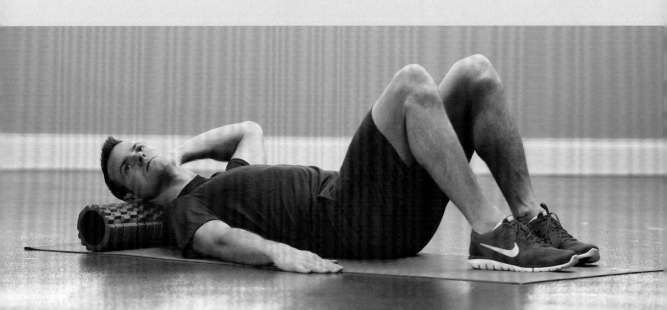

髖部疼痛紓緩

Hips

骨盆是許多肌肉的起點和止點位置，使得髖部容易變得緊繃疼痛。如果髖部和相關肌肉過度或太少使用，可以利用這個運動課表去增進肌肉的柔軟度和健康。

準備道具

- 泡棉滾筒
- 按摩球
- 瑜伽墊

執行要點

- 按照順序做這些運動。
- 每項運動花 30-45 秒。
- 深呼吸，放鬆肌肉。
- 針對最緊繃的幾塊肌肉，重複做這些運動。

	運動名稱	運動道具	參照頁數
1	髖部屈肌放鬆		P50
2	臀部肌群放鬆		P58
3	股四頭肌放鬆		P66
4	大腿外側和髖部放鬆		P70
5	大腿內側放鬆		P76
6	腿後肌放鬆		P72
7	髖旋轉肌重點放鬆		P52

大腿外側和髖部放鬆 ▶

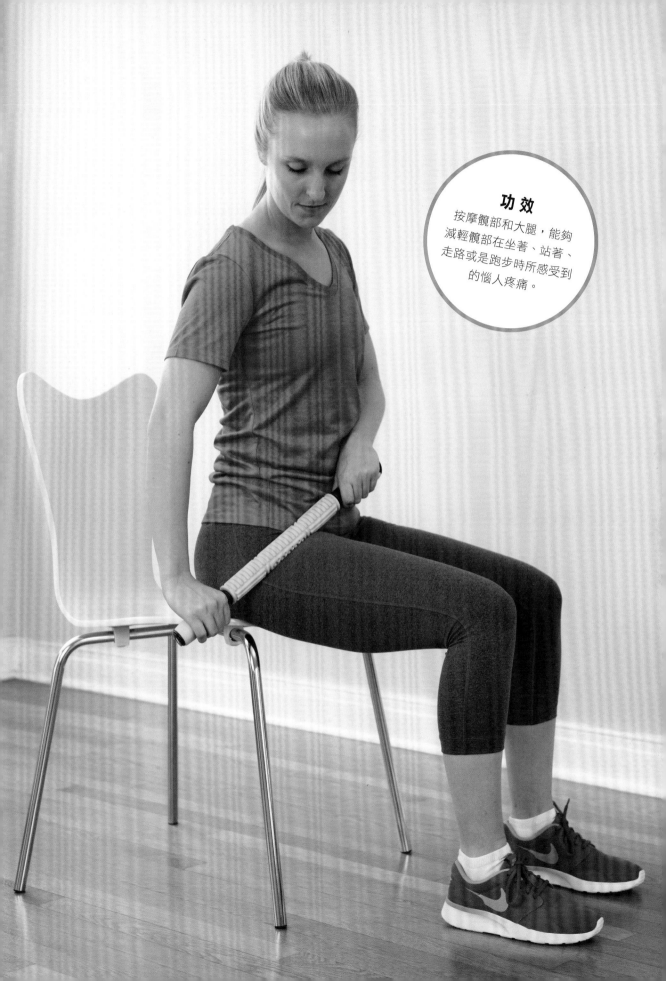

大腿疼痛紓緩

Upper Legs

從高強度運動到長時間久坐，有很多活動都可能會造成膝蓋和髖部疼痛。大腿出毛病經常是因為肌肉虛弱無力或是使用不當。此課表可以緩解疼痛並強化大腿肌肉。

準備道具

 泡棉滾筒

按摩球

椅子

 瑜伽墊

執行要點

o 按照順序做這些運動。

o 每項運動花 30-45 秒。

o 隨時留意疼痛程度，視情況調整按摩力道。

o 在運動過程中藉由轉動腿部，充分放鬆軟組織。

	運動名稱	運動道具	參照頁數
1	股四頭肌放鬆		P66
2	大腿外側和髖部放鬆		P70
3	髖屈肌重點放鬆		P51
4	腿後肌重點放鬆		P74
5	大腿內側重點放鬆		P78
6	蚌式髖部旋轉		P56
7	髖旋轉肌抬腿		P54

股四頭肌放鬆 ▶

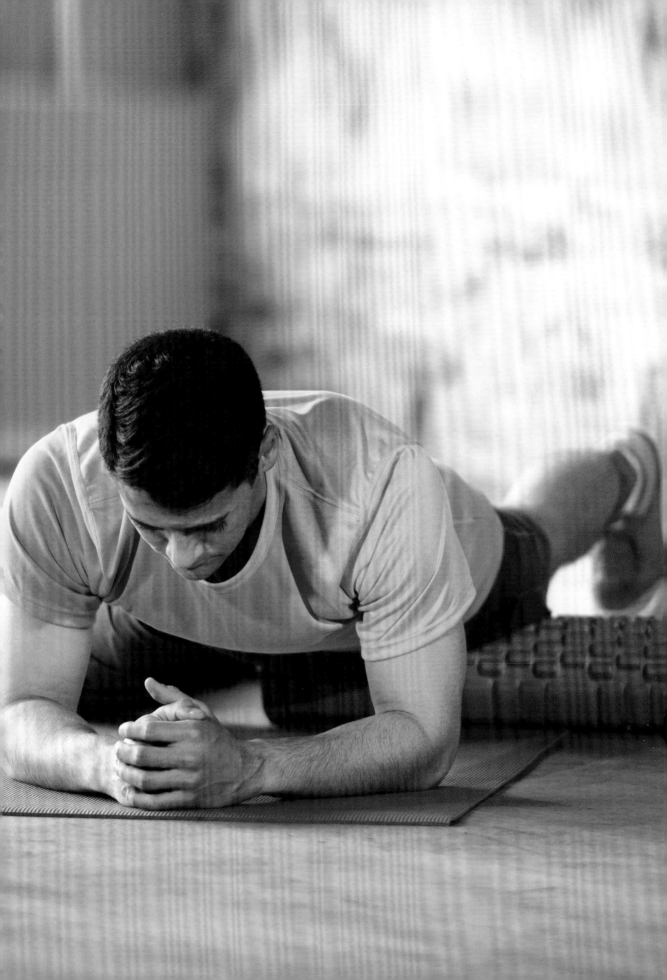

小腿疼痛紓緩

Lower Legs

不是只有跑步健將才會有小腿疼痛的問題，開車時反覆踩剎車或是油門也會導致疼痛。小腿很容易肌肉疲勞，做這些運動有助於紓緩不適。

準備道具

泡綿滾筒

按摩棒

椅子

瑜伽墊

執行要點

○ 按照順序做這些運動。

○ 每項運動花 30-45 秒。

○ 深呼吸、肌肉放鬆。

○ 足部和腳踝放鬆，才能達到紓緩雙腿的效果。

運動名稱	運動道具	參照頁數
1 小腿肚按摩		P86
2 膝關節放鬆		P80
3 小腿脛前放鬆		P82
4 腳踝放鬆		P92
5 足弓放鬆		P94

小腿肚按摩 ▶

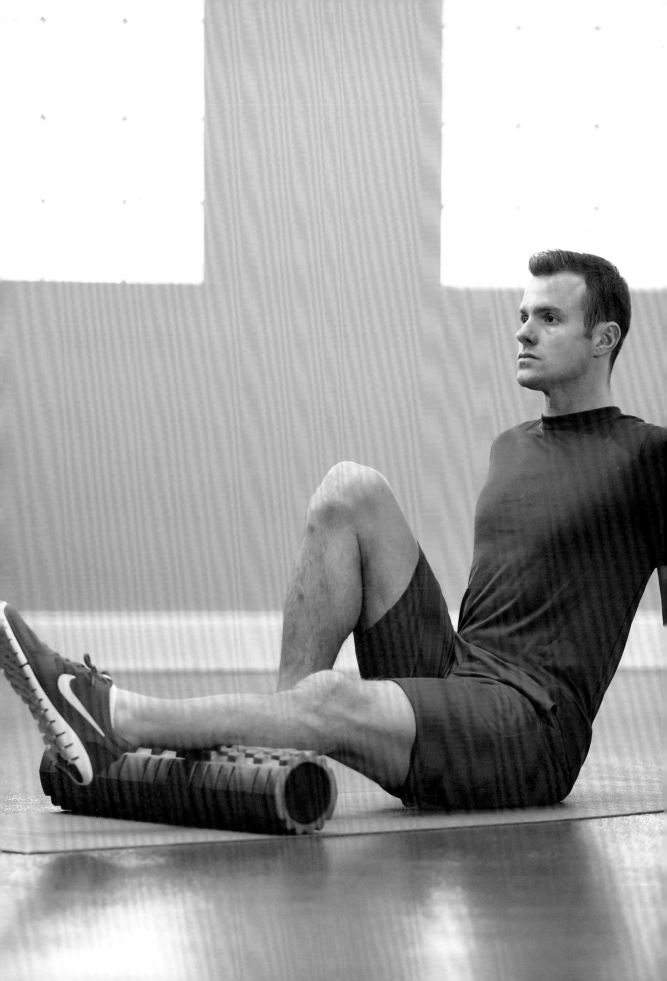

手部與前臂疼痛紓緩

Hand and Forearm

很多上班族、畫家、網球選手可能多少都有受過這種苦，尤其是開瓶蓋或刷牙等日常生活中特別需要用到手與前臂的細部動作會特別有感。依循這個運動課表能讓手臂遠離疼痛。

準備道具

○ 按摩球

▭ 泡棉滾筒

◇ 瑜伽墊

執行要點

o 按照順序做這些運動。

o 每項運動花 30-45 秒。

o 隨時留意疼痛程度，視情況調整按摩力道。

o 放鬆手部和手腕。

	運動名稱	運動道具	參照頁數
1	手指屈肌放鬆	○	P134
2	手指伸肌放鬆	○	P135
3	手掌重點放鬆	○	P136
4	肱三頭放鬆	▭	P128
5	肱二頭肌放鬆	▭	P126
6	胸部放鬆	▭	P118

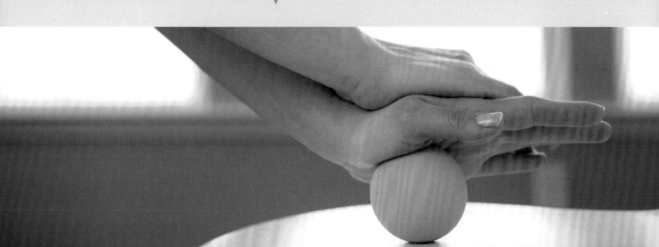

足部疼痛紓緩

Feet

長時間穿著鞋襪，容易讓足部變得遲鈍和疼痛，同時也會降低身體的覺知能力。完成這整套運動課表，能夠預防或是紓緩疼痛，並改善平衡感。

準備道具

 按摩棒

◯ 按摩球

▱ 泡棉滾筒

◸ 半圓形滾筒

🪑 椅子

▱ 瑜伽墊

執行要點

○ 按照順序做這些運動。

○ 每項運動花 30-45 秒。

○ 深呼吸，按摩中的那隻
　腳要保持放鬆。

○ 脫掉鞋襪。

運動名稱	運動道具	參照頁數
1 足弓放鬆		P94
2 小腿重點放鬆		P88
3 腳踝放鬆		P92
4 足部重點放鬆		P95
5 螺旋提踵		P90

功效

按摩腳底能讓腳底末梢神經的感知能力變得敏銳，即使穿著鞋襪也不受影響。

◀ **手掌重點放鬆**

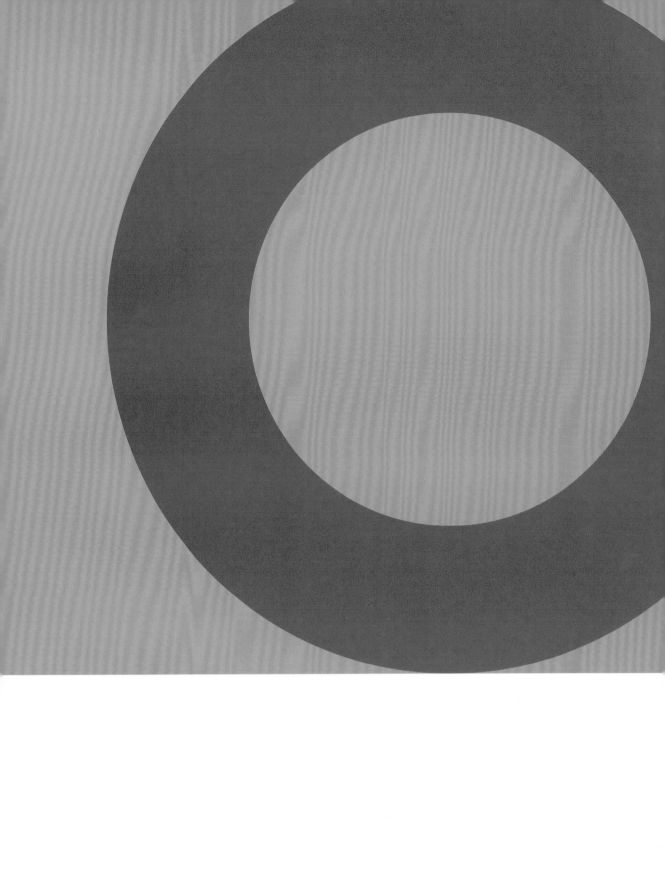

不同生活型態
的運動課表

長時間久坐的肌肉紓解

長時間久坐的生活型態，會造成姿勢不良、肌肉失衡，導致全身產生各種疼痛和關節僵硬的問題。執行這個運動課表可以消除肌肉緊繃，恢復肌肉和關節的活動度。

準備道具

泡棉滾筒

半圓形滾筒

瑜伽墊

執行要點

- 按照順序做這些運動。
- 每項運動花 30-45 秒。
- 深呼吸，放鬆肌肉。
- 針別特別頑固的部位，可使用深層按摩顆粒滾筒。

	運動名稱	運動道具	參照頁數
1	髖屈肌放鬆		P50
2	股四頭肌放鬆		P66
3	腿後肌放鬆		P72
4	脊椎恢復		P98
5	脊椎延展		P100
6	橋式抬臀		P62
7	前臂沿牆滑動		P130
8	過頭蹲舉		P44
9	棒式四部曲		P24

髖屈肌放鬆

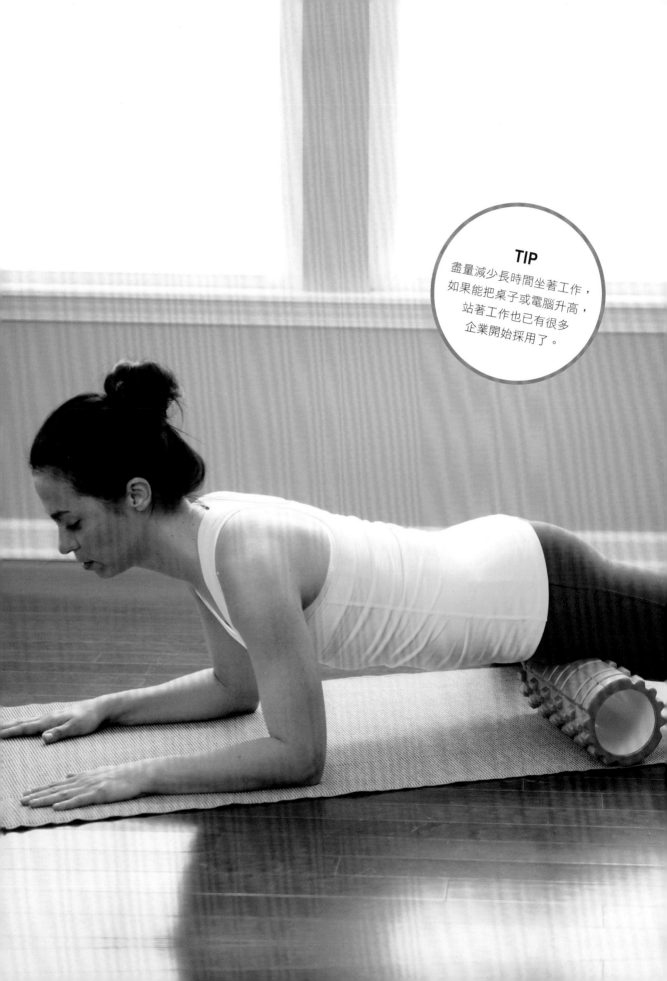

TIP
盡量減少長時間坐著工作，
如果能把桌子或電腦升高，
站著工作也已有很多
企業開始採用了。

長時間久站的肌肉紓解

需要經常久站的工作，例如餐廳或是零售業，可能會讓肌肉和關節長時間固定在同個位置，使它們變得僵硬和不平衡。執行這個運動課表，有助於恢復它們的功能性動作。

準備道具

- 泡棉滾筒
- 按摩棒
- 椅子
- 瑜伽墊

執行要點

- 按照順序做這些運動。
- 每項運動花 30-45 秒。
- 隨時留意疼痛程度，視情況調整按摩力道。
- 脫掉鞋子，能提高身體覺知能力。

	運動名稱	運動道具	參照頁數
1	臀部肌群放鬆	泡棉滾筒	P58
2	股四頭肌放鬆	泡棉滾筒	P66
3	腿後肌放鬆	泡棉滾筒	P72
4	小腿按摩	泡棉滾筒	P86
5	足弓放鬆	按摩棒	P94
6	直膝抬腿	泡棉滾筒	P40
7	站姿前滾	泡棉滾筒	P28
8	半跪姿核心旋轉	泡棉滾筒	P36
9	直腿橋式抬腿	泡棉滾筒	P64

臀部肌群放鬆 ▶

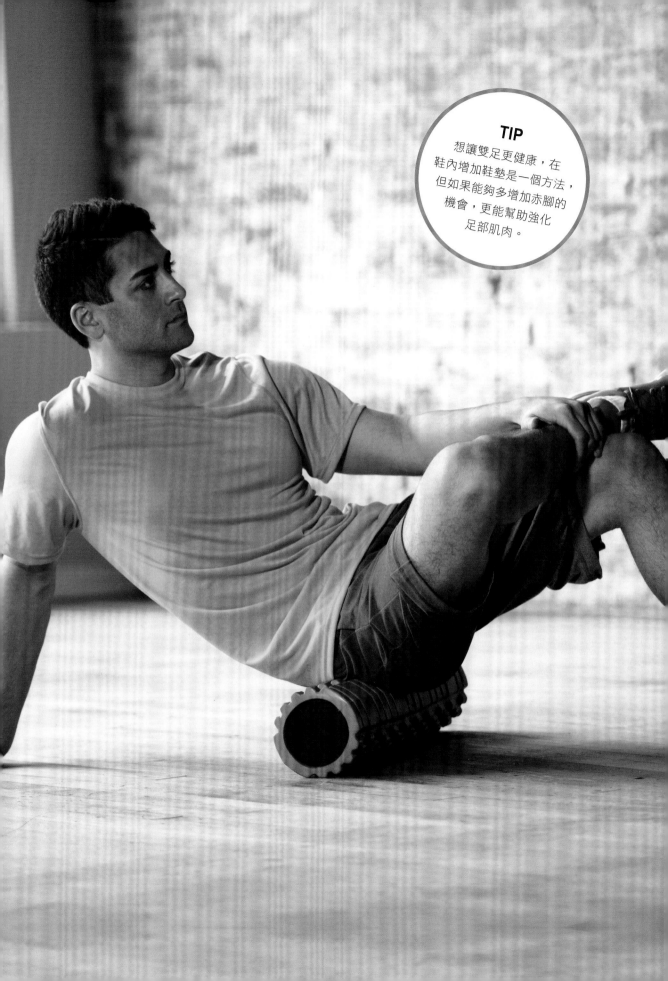

TIP

想讓雙足更健康，在
鞋內增加鞋墊是一個方法，
但如果能夠多增加赤腳的
機會，更能幫助強化
足部肌肉。

活躍的生活型態

溜狗、整理花園，照顧小孩等活動，都需要仰賴身體許多關鍵區域的活動性，以及核心肌群的穩定性以保護脊椎。經常執行這個運動課表，就幫助身體肌肉應對這種生活型態。

準備道具

泡棉滾筒

椅子

瑜伽墊

執行要點

○ 按照順序做這些運動。

○ 每項運動花 30-45 秒。

○ 深呼吸，放鬆肌肉。

○ 如果覺得很難維持一項運動的正確姿勢，可以降低難度或跳到下一項運動。

	運動名稱	運動道具	參照頁數
1	脊椎恢復		P98
2	背闊肌放鬆		P122
3	鳥狗伸展		P30
4	脊椎延展		P100
5	前臂沿牆滑動		P130
6	夾腿椅式蹲		P48
7	棒式四部曲		P24
8	坐姿胸廓旋轉		P34

夾腿椅式蹲

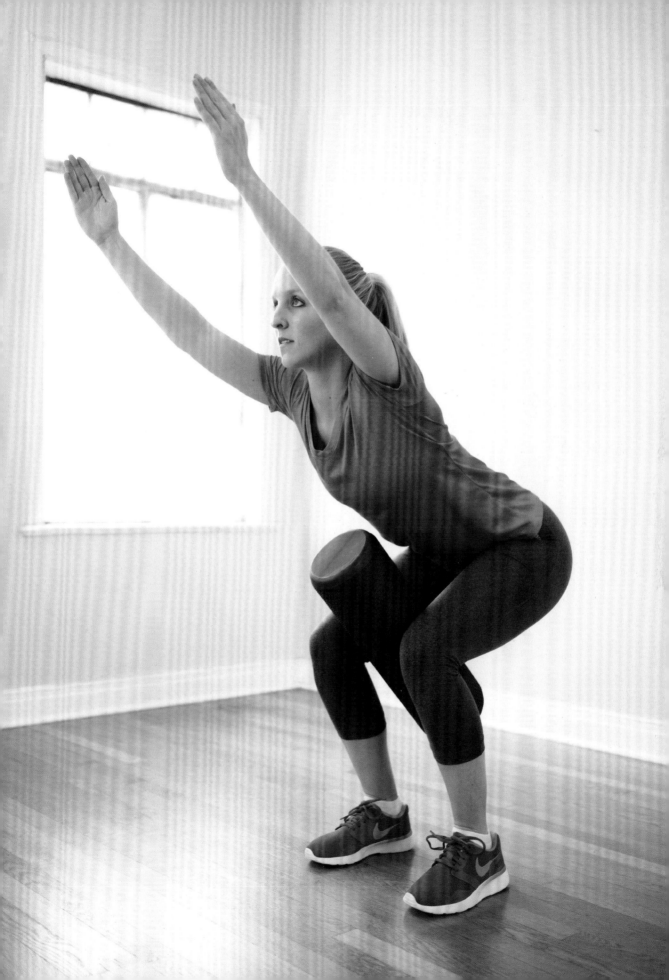

喚醒每日的體能

每天按摩肌肉並做旋轉運動，可讓身體更靈敏，以輕鬆應付日常活動。依循這個簡單的運動課表，讓身體做好準備迎接充實的一天。

準備道具

○ 按摩球

▭ 泡棉滾筒

▱ 瑜伽墊

執行要點

○ 按照順序做這些運動。

○ 每項運動花 30-45 秒。

○ 隨時留意疼痛程度，視情況調整按摩力道。

○ 深呼吸，讓身體放鬆。

	運動名稱	運動道具	參照頁數
1	足部重點放鬆	○	P95
2	大腿外側和髖部放鬆	▭	P70
3	大腿內側放鬆	▭	P76
4	脊椎恢復	▭	P98
5	側躺胸廓旋轉	▭	P38
6	髖部旋轉	▭	P32

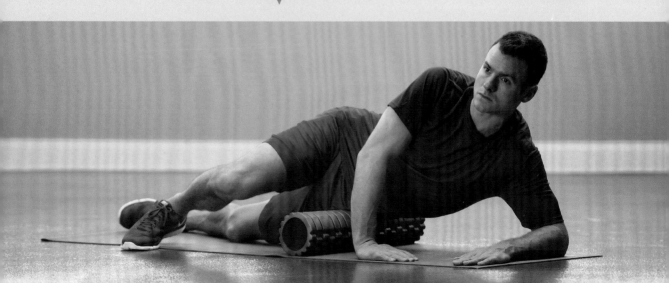

紓緩高舉過頭的肌肉疲勞

擦窗戶、晾衣服、擺放物品於架上或是寫黑板，很容易讓手臂和肩膀過度使用而疲勞或拉傷。如果你必須經常做手臂高舉過頭的動作，可以將這個運動課表從頭到尾做一次，藉以放鬆肌肉，避免肌肉受傷。

準備道具

- 泡棉滾筒
- 按摩球
- 按摩棒
- 瑜伽墊

執行要點

- 按照順序做這些運動。
- 每項運動花 30-45 秒。
- 深呼吸，放鬆肌肉。
- 隨時留意肩膀的疼痛程度，視情況調整按摩力道。

	運動名稱	運動道具	參照頁數
1	脊椎恢復		P98
2	肩膀重點放鬆		P112
3	背闊肌放鬆		P122
4	頸部放鬆		P132
5	中背部重點放鬆		P108
6	肩胛骨活動度		P116
7	脊椎伸展		P100

◀ 大腿外側和
髖部放鬆

姿勢矯正

從太過緊身的穿著,到不合自己人體工學的汽車座椅等任何事物,都有可能導致姿勢不良。許多運動像是騎自行車,也會對脊椎健康造成傷損。因此當感覺自己的姿勢不良時,就需要經常做這個有助於矯正姿勢的運動課表。

準備道具

- 泡棉滾筒
- 半圓形滾筒
- 瑜伽墊

執行要點

- 按照順序做這些運動。
- 每項運動花 30-45 秒。
- 隨時留意疼痛程度,視情況調整按摩力道。
- 若覺得某項運動變得太簡單,可以調整做法,或是增加反覆次數。

	運動名稱	運動道具	參照頁數
1	脊椎恢復	泡棉滾筒	P98
2	脊椎延展	泡棉滾筒	P100
3	背闊肌放鬆	泡棉滾筒	P122
4	前臂沿牆滑動	泡棉滾筒	P130
5	股四頭肌放鬆	泡棉滾筒	P66
6	橋式抬臀	泡棉滾筒	P62
7	滾筒前滾	泡棉滾筒	P26
8	直腿抬膝	泡棉滾筒	P40
9	過頭蹲舉	泡棉滾筒、半圓形滾筒	P44

背闊肌放鬆 ▶

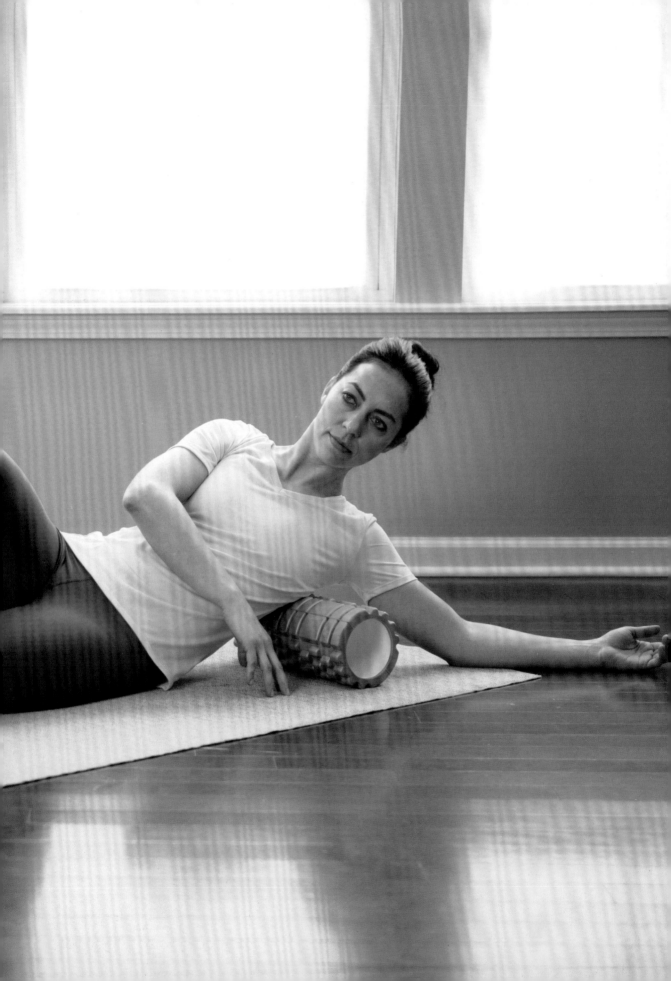

釋放因生活壓力產生的疼痛

日常生活中面臨的壓力，經常會轉換成肌肉緊繃。這個課表裡的運動，會釋放比較容易堆積壓力的區域，身體也會感覺變得更輕鬆自在，負擔減輕也就減少疼痛。

準備道具

○　按摩球

／　按摩棒

▭　泡棉滾筒

◇　瑜伽墊

執行要點

○ 按照順序做這些運動。

○ 每項運動花 30-45 秒。

○ 深呼吸、放鬆肌肉。

○ 空出 10 分鐘時間，在安靜、不受干擾的環境裡做。

	運動名稱	運動道具	參照頁數
1	手掌重點放鬆	○	P136
2	頸部放鬆	／	P132
3	肩膀重點放鬆	○	P112
4	中背部重點放鬆	○	P108
5	髖旋轉肌重點放鬆	○	P52
6	足部重點放鬆	○	P95
7	脊椎延展	▭	P100

關節活動度不良的紓解

經常讓關節處於特定的位置，關節就會去適應那樣的狀態。所以如果你會長時間保持同樣的姿勢，關節就會變得僵硬不靈活。做這些運動可以活絡身體最容易僵硬的關節。

準備道具

 泡棉滾筒

椅子

瑜伽墊

執行要點

- 按照順序做這些運動。
- 每項運動花 30-45 秒。
- 隨時留意疼痛程度，視情況調整按摩力道。
- 若覺得要維持正確的姿勢有困難，可以調整做法降低難度。

	運動名稱	運動道具	參照頁數
1	髖屈肌放鬆		**P50**
2	股四頭肌放鬆		**P66**
3	脊椎恢復		**P98**
4	前臂沿牆滑動		**P130**
5	站姿前滾		**P28**
6	坐姿胸廓旋轉		**P34**
7	半跪姿核心旋轉		**P36**

功效

用滾筒滾動關節附近的肌肉，可以消除因受傷所產生的沾黏現象，並能改善柔軟度。

全身性的放鬆

這個運動課表很適合在一天結束之後，需要充分放鬆的時候做。裡面只包含 5 項運動，所以可多花時間在其中幾個感覺最舒服的項目上。配合緩慢的深呼吸，在做完運動之後，會感覺到壓力紓解消散。

準備道具

- ○　按摩球
- ▭　泡棉滾筒
- ▱　按摩棒
- ▱　瑜伽墊

執行要點

- ○ 按照順序做這些運動。
- ○ 每項運動花 30-45 秒。
- ○ 深呼吸，放鬆肌肉。
- ○ 除去按摩區域的干擾物，讓肌肉在完全放鬆的狀態下，配合道具做按摩。

	運動名稱	運動道具	參照頁數
1	下背部重點放鬆	○	P104
2	中背部放鬆	▭	P106
3	脊椎恢復	▭	P98
4	脊椎延展	▭	P100
5	頸部放鬆	▱	P132

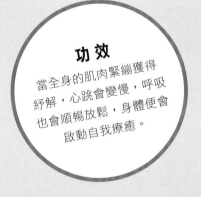

功效

當全身的肌肉緊繃獲得紓解，心跳會變慢，呼吸也會順暢放鬆，身體便會啟動自我療癒。

下背部重點放鬆 ▶

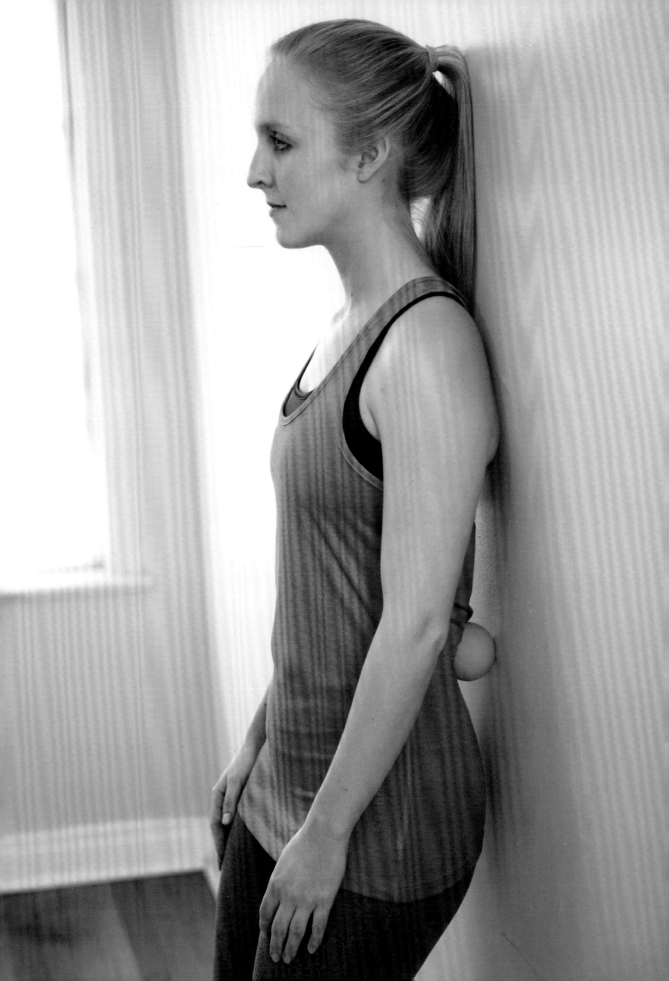

例假日運動者的肌肉啟動

如果你是個平日坐辦公桌，只在例假日且才有時間運動的上班族，這套包含多種動作的全方位運動，能在健身鍛鍊前喚醒肌肉。這整套課表甚至也可以做為紓緩一周辛勞的例假日主要運動。

準備道具

○　按摩球

▭　泡棉滾筒

◇　瑜伽墊

執行要點

○ 按照順序做這些運動。

○ 每項運動花 30-45 秒。

○ 深呼吸，放鬆肌肉。

○ 做第一項運動時脫掉鞋子，可以改善做後續運動時的平衡感。

	運動名稱	運動道具	參照頁數
1	足部重點放鬆	○	P95
2	脊椎恢復	▭	P98
3	髖屈肌放鬆	▭	P50
4	橋式抬臀	▭	P62
5	蚌式髖部旋轉	▭	P56
6	直膝抬腿	▭	P40
7	鳥狗伸展	▭	P30
8	髖部旋轉	▭	P32
9	夾腿椅式蹲	▭	P48

足部重點放鬆 ▶

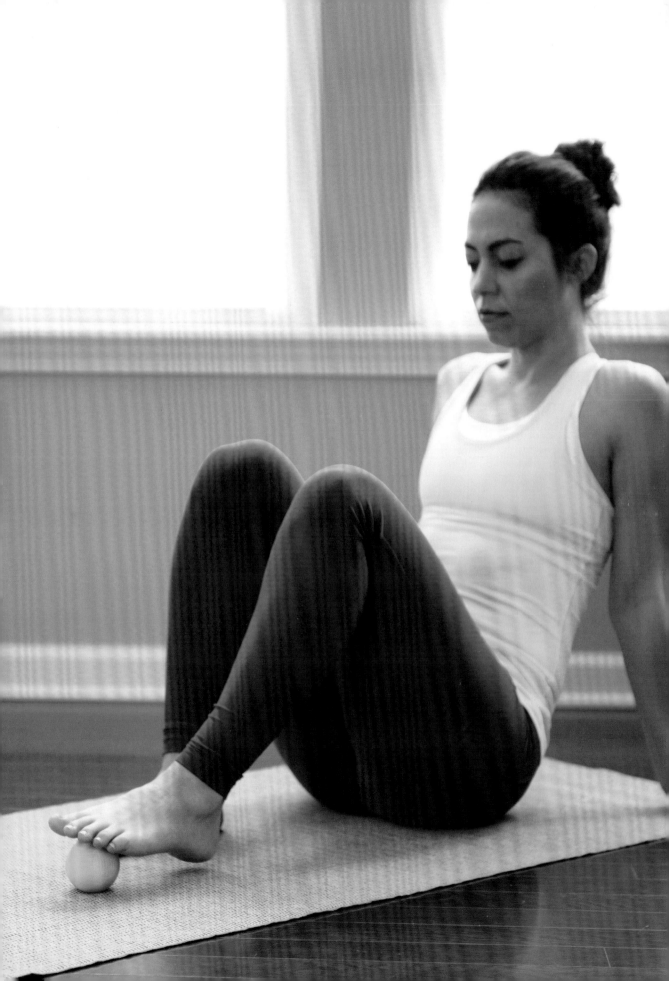

改善年長者的身體活動度

藉著年紀增長，身體的活動能力會逐漸衰退。經常用滾筒滾動肌肉，能減低因活動能力下降造成傷害的機會。這些運動能維持肌肉的柔軟度與高度的身體覺知能力。

準備道具

- 泡棉滾筒
- 按摩球
- 瑜伽墊

執行要點

- 按照順序做這些運動。
- 每項運動花 30-45 秒。
- 隨時留意疼痛程度，視情況調整按摩力道。
- 若覺得姿勢或動作做起來有困難，可以用牆或椅子做為輔助工具。

	運動名稱	運動道具	參照頁數
1	胸部放鬆	泡棉滾筒	P118
2	中背部活化	泡棉滾筒	P110
3	髖屈肌重點放鬆	按摩球	P51
4	小腿脛前重點放鬆	按摩球	P84
5	鳥狗伸展	泡棉滾筒	P30
6	足部重點放鬆	按摩球	P95

功效

為了保持老化過程中的健康與體力，很重要的一點就是要持續活動。這一套課表可以大大降低活動能力衰退的風險。

全身性的疼痛管理

生活壓力有時會大到足以引發疼痛，以及會導致全身各處產生轉移痛的結節。如果你感覺到全面性的關節和肌肉疼痛，執行這個課表可以放鬆容易緊繃的部位。

準備道具

- ○ 按摩球
- ▱ 按摩棒
- 🪑 椅子
- ◇ 瑜伽墊

執行要點

- ○ 按照順序做這些運動。
- ○ 每項運動花 30-45 秒。
- ○ 深呼吸，放鬆肌肉。
- ○ 加重或減輕按摩力道，讓不適感維持在能達到按摩效果的程度。

	運動名稱	運動道具	參照頁數
1	手掌重點放鬆	○	P136
2	頸部放鬆	▱	P132
3	胸部重點放鬆	○	P120
4	肩膀重點放鬆	○	P112
5	中背部重點放鬆	○	P108
6	腿後肌重點放鬆	○	P74
7	臀部肌群重點放鬆	○	P60
8	股四頭肌重點放鬆	○	P68
9	小腿肚重點放鬆	○	P88
10	足部重點放鬆	○	P95

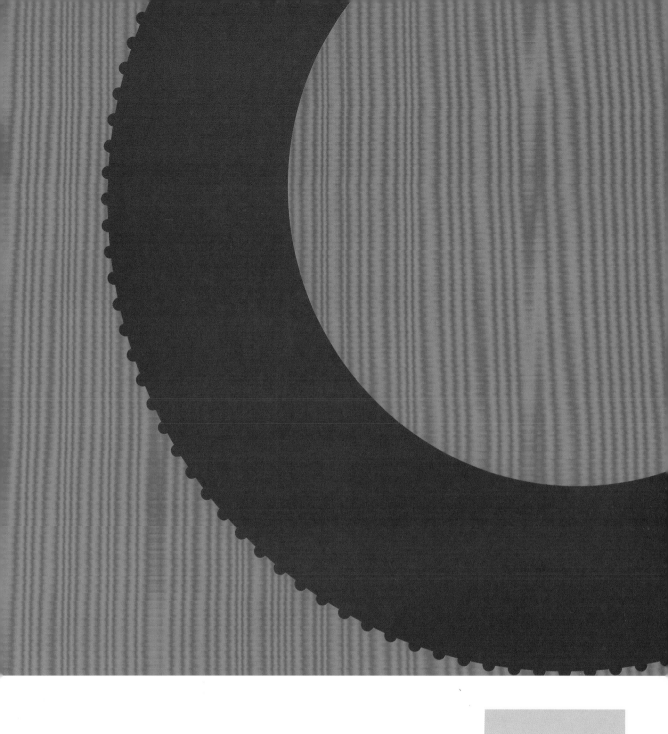

各種體育類型
的運動課表

7

訓練前的暖身

讓肌肉進行動態暖身時，暖身流程裡除了具有挑戰性的動態運動之外，建議盡可能增加一些滾筒運動。完成這個課表裡的所有運動，能讓肌肉柔軟放鬆，避免在開始訓練時受傷。

準備道具

- 泡棉滾筒
- 半圓形滾筒
- 瑜伽墊

執行要點

- 按照順序做這些運動。
- 每項運動花 30-45 秒。
- 深呼吸，放鬆肌肉。
- 在做第 5~8 項運動時要維持適當的速度，以加速血液循環。

	運動名稱	運動道具	參照頁數
1	臀部肌群放鬆		P58
2	股四頭股放鬆		P66
3	大腿外側和臀部放鬆		P70
4	脊椎恢復		P98
5	直膝抬腿		P40
6	直腿橋式抬腿		P64
7	滾筒前滾		P26
8	過頭蹲舉		P44

功效

訓練前的暖身能逐漸增加心跳速度，讓關節放鬆並增加輸送至肌肉的血液流量。

直膝抬腿 ▶

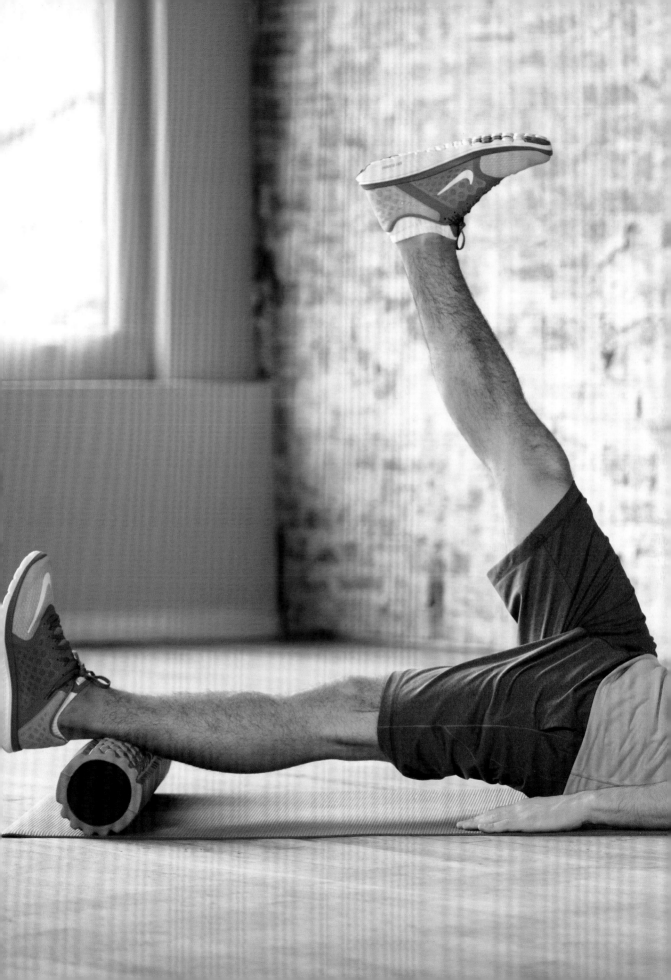

訓練後的緩和

不管是哪種形式的運動訓練，運動完之後身體都需要時間讓心跳放慢，並透過一些伸展動作，恢復肌肉的長度和彈性。這個課表能讓呼吸恢復至正常和緩的狀態，同時確保肌肉在訓練後能放鬆並恢復柔軟度。

準備道具

　　泡棉滾筒

　　瑜伽墊

執行要點

o 按照順序做這些運動。

o 每項運動花 30-45 秒。

o 深呼吸，放鬆肌肉。

o 做完此課表第一遍之後，若心跳還是很快，請再重複做一遍。

	運動名稱	運動道具	參照頁數
1	站姿前滾		P28
2	側躺胸廓旋轉		P38
3	鳥狗伸展		P30
4	髖部旋轉		P32
5	半跪姿核心旋轉		P36

站姿前滾 ▶

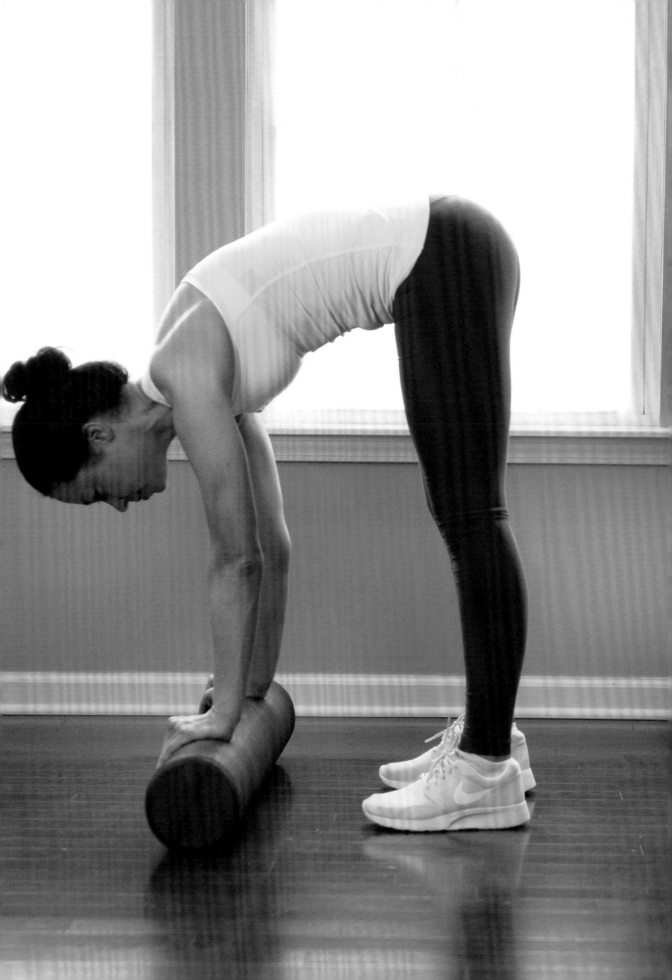

直線型運動

像滑雪和跑步這種需要直線前進的運動類型，仰賴穩定的核心肌群以及活動性佳的健康膝蓋、髖部和胸椎。完成這套課表，可以強化核心肌群和下半身的協調性，讓你在做前進動作時能更靈活順暢。

準備道具

按摩棒

泡棉滾筒

椅子

瑜伽墊

執行要點

○ 按照順序做這些運動。

○ 每項運動花 30-45 秒。

○ 深呼吸，放鬆肌肉。

○ 若覺得任何一項運動變得太簡單，可加以調整，或是重複多做幾次。

	運動名稱	運動道具	參照頁數
1	足弓放鬆		P94
2	大腿內側放鬆		P76
3	大腿外側和髖部放鬆		P70
4	蚌式髖部旋轉		P56
5	直膝抬腿		P40
6	站姿前滾		P28
7	半跪姿核心旋轉		P36
8	棒式四部曲		P24

半跪姿核心旋轉 ▶

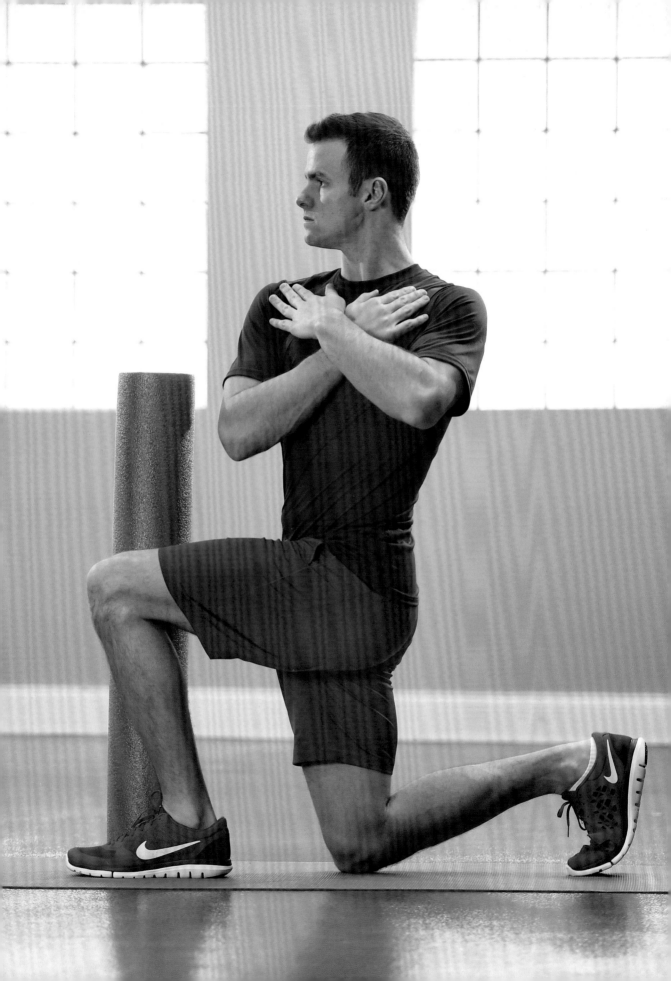

旋轉型運動

網球、壁球、高爾夫、板球等運動，需仰賴軀幹旋轉與下半身運動協調運作的能力。這套課表可以改善做類似揮動球拍等身體旋轉動作時的穩定性和平衡性。

準備道具

- ○ 按摩棒
- ▭ 泡棉滾筒
- ▱ 椅子
- ▱ 瑜伽墊

執行要點

- ○ 按照順序做這些運動。
- ○ 每項運動花 30-45 秒。
- ○ 深呼吸並伸展軀幹。
- ○ 做第一項運動時脫掉鞋子，可以改善做後續運動時的平衡感。

	運動名稱	運動道具	參照頁數
1	足部重點放鬆	○	P95
2	脊椎恢復	▭	P98
3	背闊肌放鬆	▭	P122
4	螺旋提踵	○ ▱	P90
5	鳥狗伸展	▭	P30
6	髖部旋轉	▭	P32
7	棒式四部曲	▭	P24
8	弓步轉體	▭	P46

弓步轉體 ▶

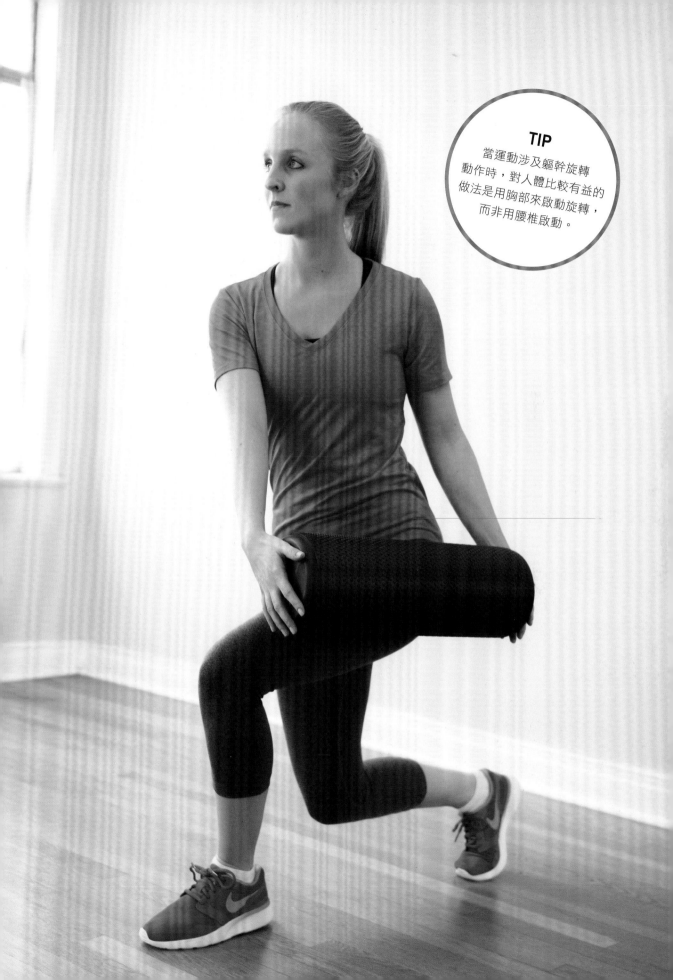

TIP
當運動涉及軀幹旋轉
動作時，對人體比較有益的
做法是用胸部來啟動旋轉，
而非用腰椎啟動。

手臂高舉型運動

像游泳與排球這種運動類型，手臂經常需要高舉過頭，需要強壯且柔軟度良好的肩關節，結合上半身肌肉才能把動作做得好。這套課表能夠改善複合肩關節的活動度。

準備道具

- 泡棉滾筒
- 半圓形滾筒
- 瑜伽墊

執行要點

- 按照順序做這些運動。
- 每項運動花 30-45 秒。
- 深呼吸，放鬆肌肉。
- 若覺得任何一項運動變得太簡單，請重複多做幾次。

	運動名稱	運動道具	參照頁數
1	脊椎恢復		P98
2	背闊肌放鬆		P122
3	中背部活化		P110
4	肩胛骨活動度		P116
5	肩膀前側放鬆		P115
6	前臂沿牆滑動		P130
7	滾筒前滾		P26
8	過頭蹲舉		P44

過頭蹲舉

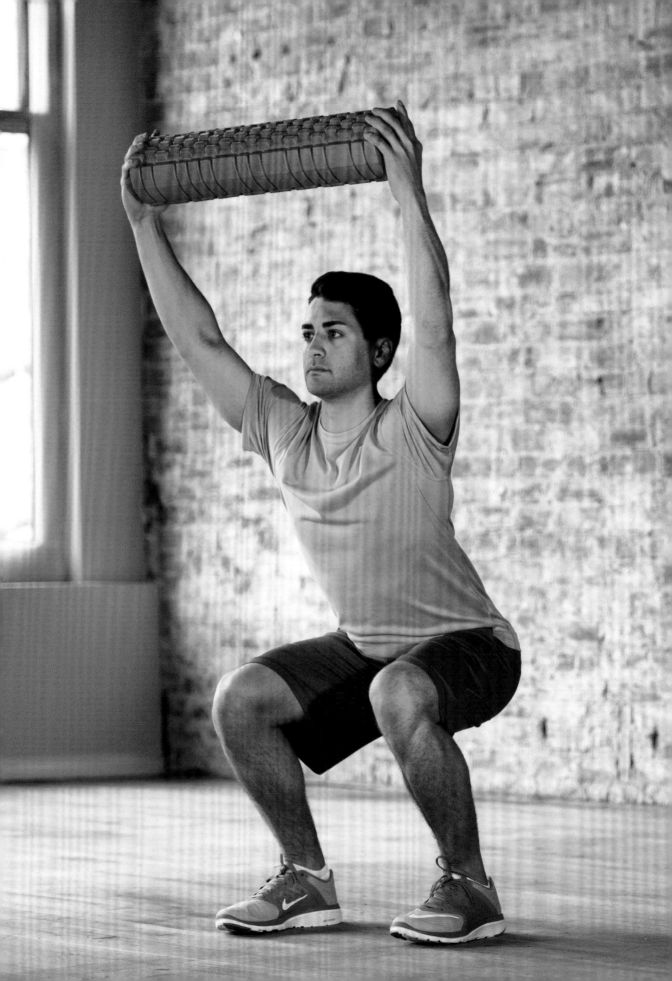

FOAM ROLLER EXERCISES

滾筒運動
圖解聖經

強化核心肌群・肌筋膜放鬆
專屬運動課表・消除激痛點

Step-by-Step 完全攻略

關於作者

Sam Woodworth 是一位私人健身教練，擁有美國 Ball State University 運動科學學位。他是獲得功能性動作系統 (Functional movement systems，簡稱 FMS) 與 EBFA 赤足專家培訓課程 (barefoot training specialist) 第二級認證的專業人士。他致力於找出因職業或休閒活動所造成的身體功能障礙，確保人們能利用適當的工具，讓身體以健康的方式活動並免於疼痛。

他利用泡棉滾筒和其它肌筋膜放鬆的道具，協助客戶改善穩定性和平衡性，減輕疼痛並促進恢復。若需要更進一步的資訊或想詢問任何問題，可上他的網站聯繫，網址是 samwoodworth-trainer.com。

誌謝

首先要感謝我的母親 Karen Woodworth，在我的生命中，你是影響我最深的人。另外也要感謝 Art Brock 和 Teresa Rogers 在 6 年前讓我有機會去幫助別人，做自己喜歡做的事。最後要謝謝本書編輯 Ann Barton，讓我有機會為人們的生活帶來正面的幫助，這都會使我的人生變得更美好。感謝！

出版社誌謝

DK 出版社感謝 Sam Woodworth、Niki Waddell、Cort Post 和 Olga Alkhutova 在本書中精彩的動作示範。

facebook：優質運動健身書

● FB 官方粉絲專頁：旗標知識講堂

● 旗標「線上購買」專區：您不用出門就可選購旗標書!

● 如您對本書內容有不明瞭或建議改進之處, 請連上旗標網站, 點選首頁的 聯絡我們 專區。

若需線上即時詢問問題，可點選旗標官方粉絲專頁留言詢問, 小編客服隨時待命, 盡速回覆。

若是寄信聯絡旗標客服email, 我們收到您的訊息後, 將由專業客服人員為您解答。

我們所提供的售後服務範圍僅限於書籍本身或內容表達不清楚的地方, 至於軟硬體的問題, 請直接連絡廠商。

學生團體	訂購專線：(02)2396-3257 轉 362
	傳真專線：(02)2321-2545
經銷商	服務專線：(02)2396-3257 轉 331
	將派專人拜訪
	傳真專線：(02)2321-2545

國家圖書館出版品預行編目資料

滾筒運動圖解聖經：強化核心肌群‧肌筋膜放鬆‧專屬運動課表‧消除激痛點 / Sam Woodworth 著；謝靜玫譯. --
臺北市：旗標, 2017. 02
　面； 公分
ISBN 978-986-312-411-5 (精裝)

1. 運動健康

411.71　　　　　　　　　　106000213

作　　者／Sam Woodworth

翻譯著作人／旗標科技股份有限公司

發 行 所／旗標科技股份有限公司
　　　　　　台北市杭州南路一段15-1號19樓

電　　話／(02)2396-3257(代表號)

傳　　真／(02)2321-2545

劃撥帳號／1332727-9

帳　　戶／旗標科技股份有限公司

執行企劃／孫立德

執行編輯／孫立德

美術編輯／林美麗

封面設計／古鴻杰

校　　對／孫立德

新台幣售價：450 元

西元 2023 年 9 月 初版 13 刷

行政院新聞局核准登記-局版台業字第 4512 號

ISBN　978-986-312-411-5

版權所有‧翻印必究

 Penguin Random House

A WORLD OF IDEAS:
SEE ALL THERE IS TO KNOW

www.dk.com

Original Title: Foam Roller Exercises
Copyright © Dorling Kindersley Limited, 2017
A Penguin Random House Company

旗 標 FLAG

好書能增進知識　提高學習效率　卓越的品質是旗標的信念與堅持